Analyse des cas complexes d'échographie en Guinée

几内亚复杂超声病例分析

Bilingue français-chinois

HE Meiting 贺梅婷, HUANG Qing 黄庆 et LI Siqi 李思琦

Analyse des cas complexes d'échographie en Guinée

几内亚复杂超声病例分析

Bilingue français-chinois

Préface de SONG Xiantao

序言 宋现涛

L'Harmattan
Guinée

5-7, rue de l'École-Polytechnique, 75005 Paris
http://www.editions-harmattan.fr
ISBN : 978-2-336-50134-5
EAN : 9782336501345

PRÉFACE

Ce livre est issu du travail de l'équipe de Dr. He Meiting, directrice de la 30ᵉ équipe médicale chinoise envoyée en mission en Guinée, qui a personnellement mené des examens cliniques par échographie à l'Hôpital de l'Amitié Sino-Guinéenne en Guinée. Ce livre présente des cas locaux positifs et complexes observés lors de ces examens. L'objectif de cet ouvrage est de normaliser la technique des examens échographiques cliniques, d'améliorer le niveau de diagnostic échographique local et les compétences en matière de diagnostic, d'accroître la reconnaissance des cas positifs et d'élargir les connaissances en médecine échographique.

L'échographie repose sur l'utilisation des propriétés des ultrasons et des différences de propagation à travers les différents tissus du corps humain, permettant l'observation dynamique en temps réel des images afin de mieux comprendre les maladies. Lors de la compilation des documents pour ce livre, l'équipe de rédaction a considérablement enrichi ses connaissances et acquis d'une profonde expérience.

Ce livre est divisé en 11 parties, couvrant les chapitres suivants : le foie, le pancréas, la rate, les maladies du système urinaire, les maladies du système reproducteur, l'appendicite aiguë, les maladies des annexes utérines, les maladies crâniennes et cérébrales, le cancer de la thyroïde, le cancer du sein, et les vaisseaux sanguins. Chaque chapitre aborde les cas positifs et complexes, en présentant un résumé des causes, des manifestations cliniques, des images échographiques bidimensionnelles standard et des caractéristiques de l'échographie Doppler couleur. Ce livre allie théorie et pratique clinique, avec un contenu concis et innovant. L’ouvrage vise à promouvoir davantage le développement de la médecine échographique clinique en Guinée, à bénéficier à la population locale et à renforcer les liens d’amitié sino-africaine par le biais de la médecine, contribuant ainsi à l'amélioration de la santé publique locale. C’est dans cet esprit que nous publions ce livre à l’intention des lecteurs.

La traduction principale de cet ouvrage a été réalisée par Li Siqi, interprète officielle du Département de Coopération Internationale de l'Hôpital Anzhen de Pékin et de la 30e équipe médicale chinoise envoyée en Guinée. Elle a étudié en France pendant huit ans et est titulaire d’un master en gestion internationale. Forte d'une expérience considérable dans la traduction de livres médicaux, je tiens à lui exprimer mes sincères remerciements pour son travail acharné. Je remercie également le professeur Huang Qing, neurochirurgien à l'Hôpital Anzhen de Pékin, pour son aide et sa relecture précieuse durant la rédaction de cet ouvrage.

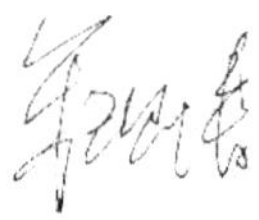

SONG Xiantao

Directeur Général Adjoint de l'Hôpital Anzhen de Pékin / Chef de la 30e équipe médicale chinoise envoyée en Guinée

前言

本书是中国第30批援几内亚医疗队贺梅婷主任执行援外医疗任务的过程中，在非洲几内亚的中几友好医院，亲自开展临床超声检查所见到的阳性及较为复杂的当地病例资料。本书撰写目标是规范临床超声检查技术，提高当地的超声诊疗水平和诊断技能，增强对阳性病例的认识，拓宽超声医学知识范围。

超声诊断是利用超声波在人体不同组织中传播的特性和差异，通过实时动态观察图像，获取对疾病的认识。作者在资料整理中，从中拓展了很多知识，感受颇深。因时间紧张，参考资料有限，难免有不完善的地方，还望读者批评指正。

本书共分11部分，分为肝脏篇、胰腺篇、脾脏篇、泌尿系统疾病篇、生殖系统疾病篇、急性阑尾炎篇、子宫附件疾病篇、颅脑疾病篇、甲状腺癌篇、乳腺癌篇、血管篇。介绍了阳性及疑难病例的概述、病因、临床表现、常规二维图像及彩色多普勒超声表现等；该书理论联系实际，密切结合临床，内容简洁、新颖。该书的内容将更好的促进临床超声医学在几内亚的发展，惠及当地民众，用医学知识连接中非友谊，提高当地人民的健康水平。故出版此书，以飨读者。

本书由北京安贞医院国际合作处兼中国第 30 批援几内亚医疗队专职翻译李思琦主译，她曾经在法国留学八年，具有国际管理硕士学位，具有较为丰富的医学书籍翻译经验，在此，我对她的辛勤付出深表谢意。本书编写过程中，得到了北京安贞医院神经外科黄庆教授的帮助和审校，在此，我对他深表谢意。

京安贞医院副院长/中国第 30 批援几内亚医疗队队长

CHAPITRE 1

MALADIES DU FOIE

Section 1 : Rupture hépatique

1. Présentation générale :

La rupture hépatique peut être soit spontanée, soit traumatique. La rupture spontanée se produit sans antécédents clairs de traumatisme, tandis que la rupture traumatique est causée par des blessures abdominales.

2. Manifestations cliniques :

- Douleurs abdominales.
- Choc hémorragique.

3. Trois types de lésions hépatiques :

- **Type I** : Hématome sous-capsulaire, où la surface du foie est rompue, mais la capsule reste intacte, et l'hématome se forme entre la capsule et le parenchyme.
- **Type II** : Rupture centrale du foie, où la partie centrale du parenchyme hépatique est lésée, la capsule et la couche superficielle du foie restant intactes. Cela s'accompagne souvent d'une rupture des vaisseaux sanguins et des voies biliaires hépatiques, formant un hématome intrahépatique et une rétention biliaire.

o Type III : Rupture véritable du foie, lorsque la capsule et le parenchyme hépatique sont rompus, entraînant une hémorragie et une péritonite biliaire.

4. Caractéristiques échographiques de la rupture hépatique :

o **Type I** : La capsule du foie est légèrement bombée, et un espace anéchogène fusiforme est visible sous la capsule, sans hémorragie intra-abdominale.

o **Type II** : Une zone hypo-échogène ou hyper-échogène irrégulière est observée dans le foie, sans hémorragie intra-abdominale, ou avec une petite quantité de sang entre le foie et le rein.

o **Type III** : La capsule hépatique présente une rupture visible avec une zone hypo-échogène dans le parenchyme hépatique, souvent accompagnée d'une accumulation de sang dans la cavité abdominale.

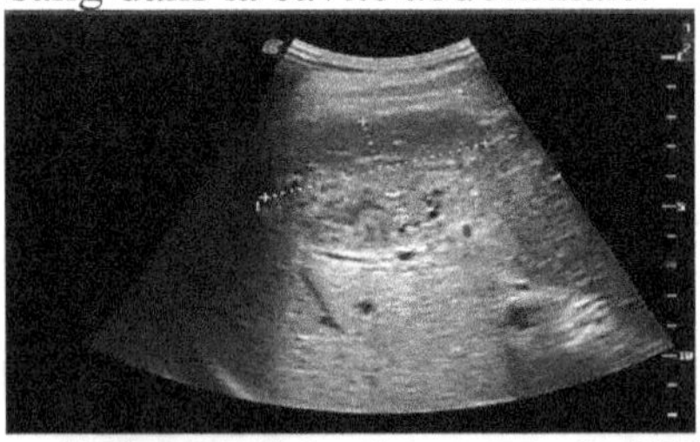

Figure 1 : Rupture hépatique centrale, 35 jours

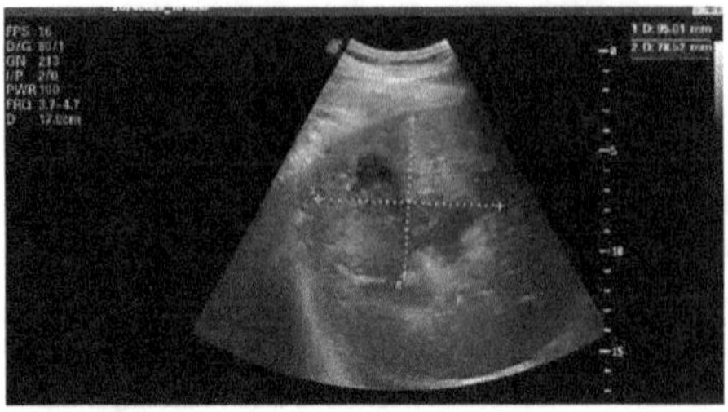

Figure 2 : Rupture hépatique centrale

Section 2 : Abcès hépatique

1. Présentation générale :

L'abcès hépatique est une infection du foie qui provoque la formation de pus dans le parenchyme hépatique. Il peut être causé par des infections bactériennes, parasitaires ou fongiques, avec l'abcès amibien et l'abcès pyogène comme types les plus courants.

2. Causes :

- Infections bactériennes dues à la dissémination de bactéries dans le foie à partir du système digestif, des voies biliaires ou via le sang.
- Infections parasitaires, principalement dues à l'amibiase, souvent causées par le parasite Entamoeba histolytica.

3. Manifestations cliniques :

- Douleurs dans l'hypocondre droit.
- Fièvre, frissons.
- Hépatomégalie.
- Jaunisse (dans certains cas).

4. Caractéristiques échographiques de l'abcès hépatique :

L'évolution de l'abcès hépatique se divise en plusieurs phases : phase précoce, phase de progression, phase de formation typique de l'abcès, et phase de résorption de l'abcès. Chaque phase présente des caractéristiques échographiques différentes.

- **Phase précoce de l'abcès :**

Dans la phase précoce, l'abcès n'est pas encore liquéfié. L'échographie montre une zone hypoechogène localisée, souvent entourée d'une fine bordure hyperechogène. La forme est irrégulière et les bords sont flous. L'échographie Doppler couleur montre des signaux de flux sanguin ponctuels ou linéaires à l'intérieur et autour de la lésion, et le Doppler pulsé peut détecter un indice de résistance basse des artères.

- **Phase de progression de l'abcès :**

Une partie de l'abcès commence à se liquéfier, mais la liquéfaction est incomplète. L'échographie montre une zone anéchogène (sans écho), pouvant présenter une structure en nid d'abeille. Une bande hyperechogène plus large ou une couronne hypoechogène peuvent apparaître autour de la lésion. Les bords de l'abcès ne sont pas lisses. L'échographie Doppler montre une absence de signal de flux sanguin dans la zone liquéfiée, tandis que dans la zone non liquéfiée, on peut observer des signaux de flux sanguin ponctuels ou linéaires. Le Doppler pulsé détecte un indice de résistance basse dans les artères.

- **Phase de formation de l'abcès :**

Dans la phase typique de formation de l'abcès, les contours de l'abcès sont bien définis, et la liquéfaction est étendue, apparaissant comme une zone anéchogène. À l'intérieur, on peut observer des échos forts sous forme de points ou de plaques. Les parois de l'abcès sont généralement épaisses et irrégulières, souvent décrites comme "mangées par les vers". L'échogénicité de l'arrière de l'abcès et des échos à l'arrière du foyer est renforcée. En cas d'infection bactérienne gazeuse, des échos forts provenant de gaz peuvent être observés. Lorsque le pus est épais et bien réparti, il peut présenter un aspect anéchogène homogène, ressemblant à des lésions solides dans le foie. L'échographie Doppler couleur montre des signaux de flux sanguin ponctuels ou linéaires dans les zones non liquéfiées, tandis que le spectre Doppler pulsé montre souvent un indice de résistance basse des artères.

- **Phase de résorption de l'abcès :**

La cavité de l'abcès peut progressivement se réduire jusqu'à se fermer, apparaissant comme une zone hypo- ou hyperechogène à bord flou. L'échogénicité finit par se rapprocher de celle du parenchyme hépatique normal. En Doppler couleur, les signaux de flux sanguin localisés dans le foie commencent à se normaliser.

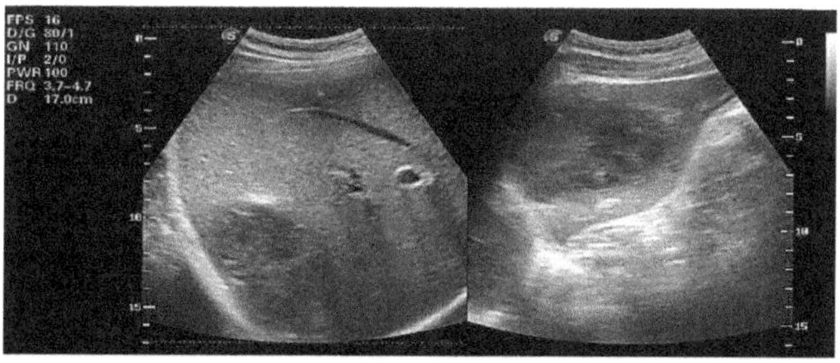

Figure 3 : Abcès du lobe droit du foie et du lobe extérieur gauche en phase de progression

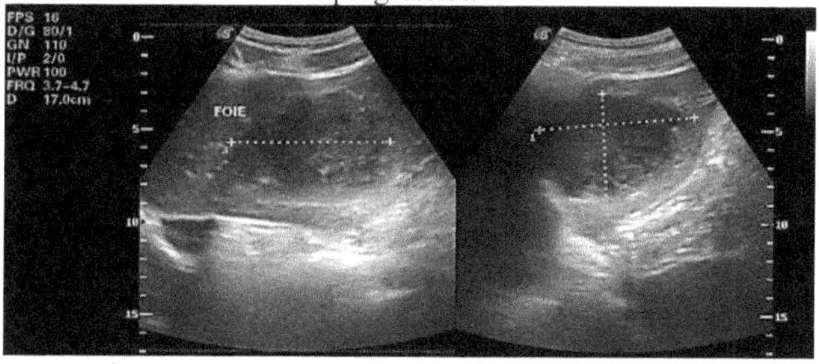

Figure 4 : Abcès hépatique en phase de progression

Section 3 : Cirrhose hépatique

1. Aperçu de la cirrhose hépatique :

La cirrhose est causée par divers mécanismes de lésions hépatiques chroniques qui entraînent une nécrose inflammatoire, une fibrose et la formation de pseudo-lobules. En raison de la réduction des cellules hépatiques, de l'effondrement de la structure et de la déformation des vaisseaux, la fonction de réserve hépatique est altérée, entraînant des signes cliniques tels que l'hypertension portale.

2. Causes de la cirrhose hépatique :

1. Cirrhose hépatique liée à l'hépatite virale
2. Cirrhose hépatique alcoolique
3. Cirrhose hépatique métabolique génétique
4. Cirrhose hépatique cholestatique

5. Cirrhose hépatique due à une obstruction du retour veineux hépatique
6. Cirrhose hépatique schistomatique
7. Cirrhose hépatique auto-immune
8. Cirrhose hépatique toxique et médicamenteuse
9. Cirrhose hépatique nutritionnelle
10. Cirrhose hépatique cryptogénique, etc.

3. Mécanismes de la cirrhose hépatique :

Le processus pathologique de la cirrhose hépatique comprend quatre aspects principaux :

1. Les différents facteurs pathogènes provoquent une dégénérescence et une nécrose étendues des hépatocytes, entraînant l'effondrement du squelette fibreux des lobules hépatiques.
2. Les hépatocytes restants ne se régénèrent pas selon le squelette d'origine, formant des groupes irréguliers d'hépatocytes (nodule de régénération).
3. Divers facteurs de croissance favorisent la production de fibres, s'étendant de la zone porte à la veine centrale des lobules hépatiques, formant ainsi des septa fibreux.
4. Le tissu fibreux proliféré connecte les septa entre les zones porte et veine centrale, entourant les nodules de régénération ou séparant les lobules restants pour former des pseudo-lobules, créant ainsi des changements morphologiques caractéristiques de la cirrhose hépatique.

4. Manifestations cliniques de la cirrhose hépatique :

1. **Phase compensée :**
   - Pas de symptômes spécifiques, parfois fatigue, perte d'appétit et ballonnements abdominaux.
2. **Phase décompensée :**
   - **Symptômes systémiques :** Fatigue, perte de poids, teint terne, faible volume urinaire, œdème des membres inférieurs.
   - **Symptômes digestifs :** Perte d'appétit, ballonnements, dysfonction intestinale, syndrome de

malabsorption, diabète hépatique, mictions fréquentes, polyphagie.

- **Saignements et anémie :** Saignements gingivaux, épistaxis, ecchymoses, anémie.
- **Troubles endocriniens :** Taches vasculaires (araignées vasculaires), paumes hépatique, pigmentation cutanée, irrégularités menstruelles chez les femmes, développement mammaire chez les hommes, hypertrophie des glandes parotides.
- **Hypoprotéinémie :** Œdème bilatéral des membres inférieurs, faible volume urinaire, ascite, épanchement pleural d'origine hépatique.
- **Hypertension portale :** Splénomégalie, hypersplénisme, circulation collatérale portale, varices œsophagiennes et gastriques, varices des veines abdominales.

5. Manifestations échographiques de la cirrhose hépatique :

1. **Changements dans la forme et le contour du foie :**
   - La forme du foie est irrégulière, la surface est rugueuse, les bords sont émoussés, et la capsule présente une forme en "dent de scie". Le lobe droit et le lobe interne gauche sont atrophiés, tandis que le lobe caudé et le lobe externe gauche sont hypertrophiés.
2. **Changements dans l'échogénicité du parenchyme hépatique :**
   - L'échogénicité du parenchyme hépatique est uniformément augmentée et épaissie, avec une distribution inhomogène, apparaissant en "écailles de poisson" ou "maillage".
   - Lorsque les nodules de régénération sont visibles, on peut observer des nœuds de tailles variables, légèrement hyperéchogènes ou hypoéchogènes, d'une taille variant de 0,1 à 0,5 cm.
3. **Changements dans les structures des canaux hépatiques :**
   - **Veine hépatique :** Le tronc principal devient plus fin, les branches se rétrécissent et deviennent irrégulières, avec des variations de diamètre et un trajet rigide, parfois obstrué. Un

flux bidirectionnel peut être détecté, accompagné d'une thrombose.

- Doppler couleur : Le flux sanguin dans la veine hépatique est plus rigide, avec un flux bidirectionnel. Le spectre peut présenter des ondes biphasées ou monophasiques.

- **Veine porte :** La veine porte montre une obstruction du retour sanguin, elle est dilatée, et peut apparaître sous forme de "mousse" dans la veine porte, avec un diamètre pouvant atteindre 1,3 à 1,5 cm. La veine splénique et la veine mésentérique supérieure sont également dilatées.
  - Doppler couleur : La vitesse du flux sanguin dans la veine porte est réduite, avec une vitesse maximale inférieure à 15 à 20 cm/s. Un flux sanguin bidirectionnel peut être détecté. En cas de thrombose porte, il n'y a pas de signal de flux sanguin au site du caillot.

- **Artère hépatique :** En cas d'hypertension portale, le diamètre de l'artère hépatique s'élargit, souvent entre 0,3 et 0,5 cm, avec un flux sanguin compensatoire augmenté, et une vitesse plus élevée. Une anastomose artério-veineuse est parfois observée.
  - Doppler couleur : La vitesse du flux sanguin dans l'artère hépatique est supérieure à 20 cm/s (la vitesse normale est autour de 20 cm/s).

4. **Signes d'hypertension portale :**

- **Dilated vein porte :** Le tronc principal de la veine porte mesure plus de 13 mm de diamètre. Doppler couleur : La vitesse du flux sanguin dans la veine porte est réduite, avec une vitesse inférieure à 15-20 cm/s et un flux sanguin bidirectionnel. En cas de thrombose de la veine porte, il n'y a pas de signal de flux sanguin.

- **Réouverture de la veine ombilicale :** Ceci est un indice clé de l'hypertension portale intra-hépatique. La veine ombilicale réouverte est située dans le ligament rond du foie entre le lobe interne et le lobe externe gauche, s'étendant de la branche gauche de la veine porte vers la paroi abdominale.
  - Doppler couleur : La veine porte gauche apparaît comme un tube coloré, s'étendant le long du ligament rond jusqu'à la surface du foie et traversant la capsule hépatique jusqu'à la paroi abdominale.

- **Splénomégalie, dilatation de la veine splénique (>0,10 cm) et dilatation de la veine mésentérique supérieure (>0,7 cm).**
- **Parfois, une veine gastrique gauche dilatée (diamètre >0,5 cm) peut être observée.**
- **Ascite abdominale.**

5. **Autres signes :**

- Épaississement et œdème de la paroi vésiculaire, apparaissant sous forme de "double bord". La paroi de la vésicule biliaire peut être modifiée en raison de la fibrose vasculaire hépatique, de l'obstruction du retour veineux de la vésicule biliaire, et d'une pression veineuse accrue dans la vésicule biliaire. La diminution des protéines plasmatiques peut également contribuer à ces changements.

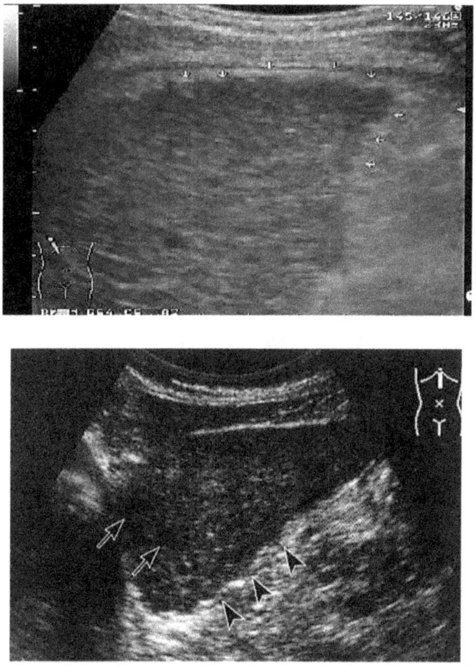

Figure 5 : Cirrhose hépatique, surface du foie irrégulière, en forme de dent de scie ; Cirrhose hépatique, nodules de régénération typiques dans le foie

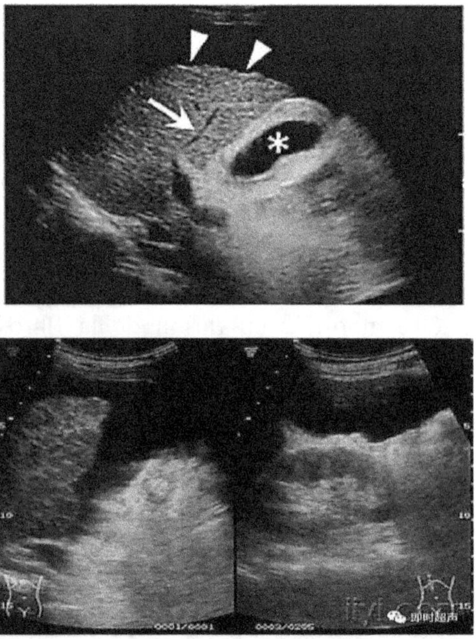

Figure 6 : Cirrhose hépatique, atrophie du foie, capsule hépatique en forme de dent de scie, veine hépatique rétrécie, œdème de la paroi vésiculaire, ascite pré-hépatique

Section 4 : Ouverture de la veine ombilicale

1. **Anatomie de la veine ombilicale** :
2. En cas d'hypertension portale, le ligament rond du foie peut s'ouvrir, permettant le passage du sang de la veine porte vers la veine ombilicale, qui se draine ensuite dans le réseau veineux superficiel de l'abdomen autour du nombril, en communication avec la circulation systémique. Ce phénomène forme des varices pérumbilicales qui rayonnent du nombril vers les environs, appelées "signe de la tête de méduse".
3. **Varices pérumbilicales** :
4. L'ouverture de la veine ombilicale se manifeste par une image anéchogène au niveau du ligament rond, avec un diamètre de 0,3 à 1,0 cm. Elle s'étend depuis la branche gauche de la veine porte vers la paroi abdominale, en communication avec le réseau veineux superficiel de l'abdomen autour du nombril, formant

ainsi des varices pérumbilicales qui rayonnent du nombril, provoquant le "signe de la tête de méduse".

5. **Signification de l'ouverture de la veine ombilicale** :

1. L'ouverture de la veine ombilicale est une manifestation compensatoire de l'augmentation de la pression portale dans la cirrhose, ce qui indique une aggravation potentielle de la fonction hépatique. Elle ne contribue pas à réduire le risque de saignement dû aux varices œsophagiennes.
2. L'ouverture de la veine ombilicale réduit le flux sanguin efficace dans le foie, entraînant un shunt sanguin direct vers la circulation systémique, ce qui augmente le risque de complications telles que l'encéphalopathie hépatique.
3. En clinique, chez les patients présentant des varices œsophagiennes associées à l'ouverture de la veine ombilicale, il est important d'évaluer non seulement le risque de saignement des varices œsophagiennes en fonction du grade de la fonction hépatique, mais aussi de prévenir les complications telles que l'encéphalopathie hépatique.

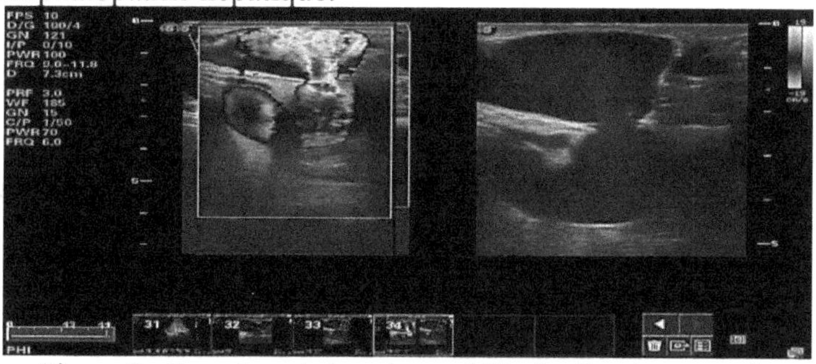

Figure 7 : Ouverture de la veine ombilicale, élargissement du diamètre

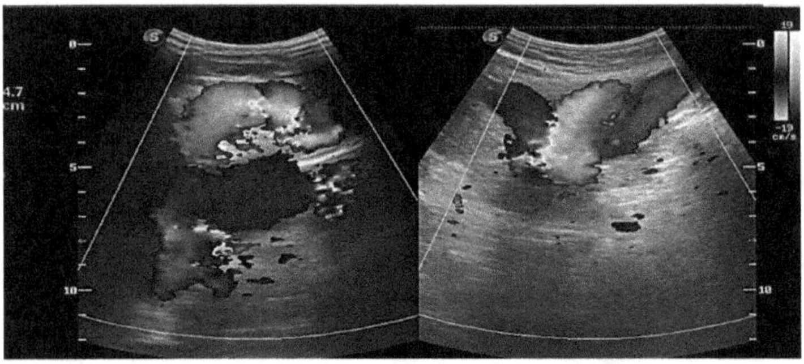

Figure 8 : Ouverture de la veine ombilicale
Figure 9 : Dilatation des veines superficielles de la paroi abdominale

Section 5 : Cancer du foie

1. Aperçu du cancer du foie :

Le cancer du foie se divise en deux grandes catégories : le cancer primaire du foie et le cancer secondaire du foie. Le cancer primaire du foie se divise en trois types : le carcinome hépatocellulaire, le cholangiocarcinome intra-hépatique, et le carcinome hépatocellulaire mixte. Le cancer secondaire, également appelé cancer métastatique du foie, désigne les tumeurs malignes provenant d'autres organes du corps qui se propagent ou se métastasent au foie.

2. Classification pathologique du cancer du foie :

1. **Carcinome hépatocellulaire en masse volumineuse :**
   - Tumeur d'un diamètre supérieur à 10 cm.
2. **Carcinome hépatocellulaire nodulaire :**
   - Tumeur d'un diamètre inférieur à 5 cm.
3. **Carcinome hépatocellulaire diffus :**
   - Nodules cancéreux répartis de manière diffuse, avec un diamètre inférieur à 1 cm.

3. Signes cliniques et manifestations du cancer du foie :

1. **Douleurs dans la région hépatique, ballonnements abdominaux, masse dans l'abdomen supérieur et perte d'appétit.**

2. **Dans les stades avancés : perte de poids progressive, ballonnements, jaunisse et ascite.**

3. **Examen de laboratoire : élévation de l'alpha-fœtoprotéine (AFP) sérique.**

4. Manifestations échographiques du carcinome hépatocellulaire primaire :

1. **Signes échographiques directs du carcinome hépatocellulaire primaire :**
   - **Capsule :** Complète ou incomplète.
   - **Échogénicité interne :** Hypoéchogène, hyperéchogène, isoéchogène, ou échogénicité mixte.
   - **Forme :** Ronde ou quasi-ronde.
   - **Bordures :** Bien définies ou floues.
   - **Signe de l'imbriqué ("Mosaic sign" ou "Nodule within a nodule") :** La tumeur montre des partitions très fines qui la divisent en plusieurs zones, créant un aspect de carte, souvent entouré de tissu conjonctif fibreux.
   - **Échogénicité postérieure :** Légèrement augmentée.
   - **Flux sanguin :** Signal de flux sanguin linéaire ou ramifié abondant, avec un indice de résistance élevé (IR $\geq$ 0,6).
2. **Signes échographiques indirects du carcinome hépatocellulaire primaire :**
   - Apparition de petits nodules autour de la tumeur primaire.
   - Compression des vaisseaux sanguins par la tumeur, provoquant leur rétrécissement, contournement ou occlusion.
   - En présence de thrombose tumorale dans la veine hépatique, la veine porte ou la veine cave inférieure, le lumen est dilaté et des zones hypoéchogènes peuvent être observées.
   - Métastases ganglionnaires au niveau du hile hépatique, à proximité de l'aorte abdominale ou de la fosse sus-claviculaire.
   - Ascite ou épanchement pleural dans les stades avancés.
   - Compression des canaux biliaires, provoquant une dilatation intra-hépatique des canaux biliaires.

- Présence ou non de lésions hépatiques diffuses et de cirrhose.

5. Les cinq caractéristiques échographiques du cancer du foie :

1. Croissance expansive
2. Polymorphisme
3. Variabilité
4. Croissance rapide
5. Souvent associée à une cirrhose hépatique

6. Carcinome hépatocellulaire secondaire (métastatique) :

1. Tumeur hypoéchogène ou hyperéchogène.
2. Présence d'une large zone de halo, souvent appelée "signe de l'œil de bœuf", "signe de la cible" ou "signe de la grappe de raisin".
3. Forme lobulée ou en "chou-fleur".
4. Tumeur centrale isoéchogène entourée d'une zone anéchogène.
5. **Doppler couleur (CDFI) :** Peu ou pas de signal de flux sanguin.

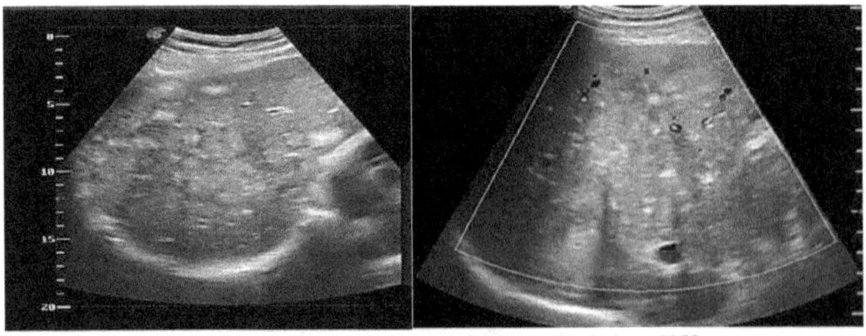

Figure 10 : Carcinome hépatocellulaire diffus

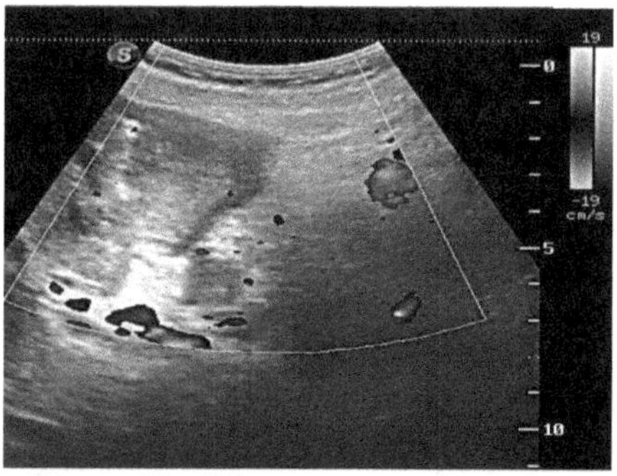

Figure 11 : Métastases ganglionnaires

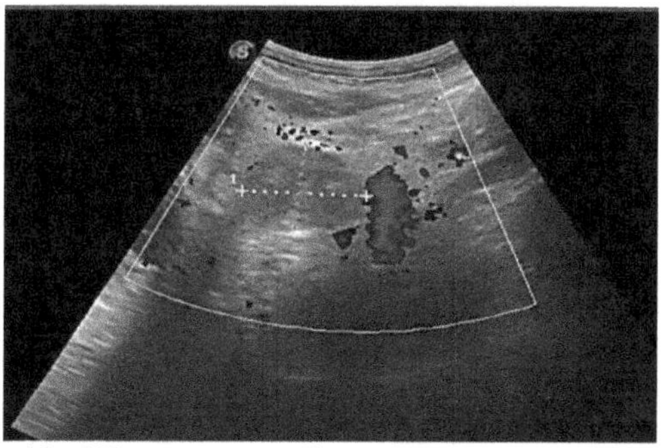

Figure 12 : Métastases ganglionnaires rétro-péritonéales au niveau du hile hépatique

Section 6 : Cholangiocarcinome

1. Aperçu du cholangiocarcinome :

Le cholangiocarcinome est un cancer malin originaire de l'épithélium des voies biliaires, prenant naissance dans les canaux biliaires intra-hépatiques et extra-hépatiques, depuis la jonction des canaux hépatiques gauche et droit jusqu'à l'extrémité inférieure du canal cholédoque. La majorité des cas sont des adénocarcinomes, présentant un haut degré de malignité et un pronostic défavorable.

2. Facteurs de risque du cholangiocarcinome :

1. L'âge.
2. Infections et inflammation chronique.

3. Maladie alcoolique du foie.
4. Diabète.
5. Obésité.
6. Tabagisme.
7. Alcoolisme.

3. Manifestations cliniques du cholangiocarcinome :

1. Ictère (jaunisse).
2. Inconfort et douleur dans l'hypocondre droit, perte d'appétit, perte de poids.
3. Prurit cutané, selles de couleur argile.
4. Augmentation des marqueurs tumoraux : CA199, CEA, et CA125.

4. Classification du cholangiocarcinome :

1. Cholangiocarcinome intra-hépatique.
2. Cholangiocarcinome hilaire (au niveau du hile hépatique).
3. Cholangiocarcinome distal.

5. Classification du cholangiocarcinome intra-hépatique :

1. **Forme nodulaire :** Présente sous forme de masse solide dans le foie.
2. **Forme infiltrante péricanalaire :** Infiltration diffuse autour des voies biliaires et du système veineux portal, provoquant un rétrécissement des canaux biliaires et une dilatation des voies biliaires adjacentes.
3. **Forme intracanalaire :** Croissance papillomateuse, polypoïde ou granulaire le long des voies biliaires.

6. Manifestations échographiques du cholangiocarcinome intra-hépatique :

1. Tumeur intra-hépatique hétérogène, hypo- ou hyperéchogène, aux bords flous et de forme irrégulière,

nécessitant une distinction d'avec le carcinome hépatocellulaire primaire.

2. Infiltration de la paroi des voies biliaires par la tumeur, entraînant un épaississement significatif de la paroi et un rétrécissement ou une obstruction du canal biliaire.

3. Tumeur kystique ou solide intra-hépatique, pouvant être uniloculaire ou multiloculaire, avec une dilatation proximale ou distale des voies biliaires.

4. **Doppler couleur :** Peu ou pas de flux sanguin visible dans la tumeur, mais avec un signal de flux artériel à haute résistance.

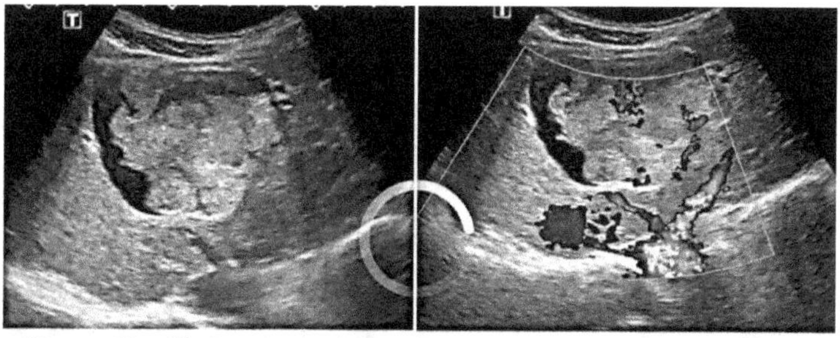

Figure 13 : Cholangiocarcinome intra-hépatique Figure 14 : Flux sanguin dans le cholangiocarcinome intra-hépatique

7. Manifestations échographiques du cholangiocarcinome hilaire :

1. Présence d'une tumeur hypoéchogène, isoéchogène ou légèrement hyperéchogène au niveau du hile hépatique.

2. Bords flous.

3. Dilatation des voies biliaires intra-hépatiques, formant des signes caractéristiques appelés "signe du papillon" ou "signe de l'araignée".

4. **Doppler couleur :** Peu ou pas de flux sanguin visible dans la tumeur.

8. Classification et manifestations échographiques du cholangiocarcinome distal :

1. **Forme papillomateuse :** Présence de tumeurs papillomateuses dans la portion moyenne ou inférieure du canal cholédoque, généralement isoéchogènes, avec des bords irréguliers et des frontières indistinctes avec les canaux biliaires.

2. **Forme obstructive :** Le canal cholédoque dilaté s'interrompt brusquement, avec une tumeur isoéchogène à la jonction et des frontières indistinctes avec la paroi des canaux biliaires.

3. **Forme sclérosante :** Épaississement irrégulier de la paroi du canal biliaire, avec un rétrécissement progressif ou une obstruction complète.

- **Doppler couleur :** Signal de flux sanguin visible dans la tumeur ou dans la paroi épaissie du canal biliaire.

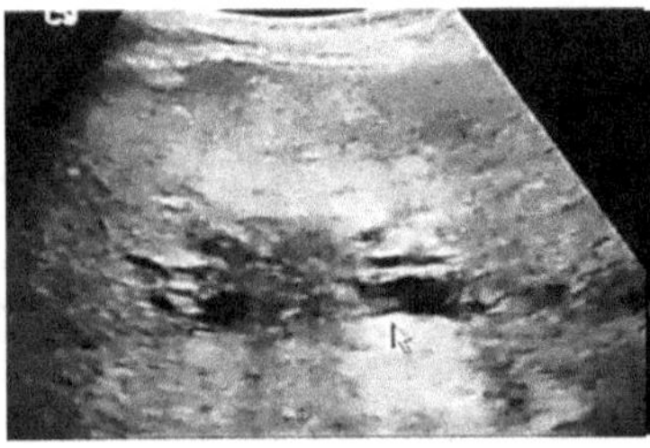

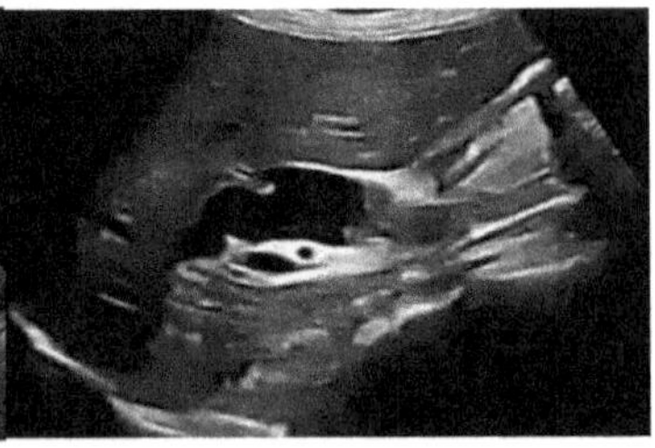

Figure 15 : "Signe du papillon" dans le cholangiocarcinome hilaire
Figure 16 : Cholangiocarcinome distal, forme obstructive

CHAPITRE 2

CANCER DU PANCRÉAS

1. Aperçu du cancer du pancréas :

Le cancer du pancréas est l'une des tumeurs malignes les plus courantes du système digestif, affectant principalement les hommes de plus de 40 ans. Il survient principalement dans la tête du pancréas (environ 3/4 des cas) et dans le corps ou la queue du pancréas (environ 1/4 des cas).

2. Facteurs de risque du cancer du pancréas :

1. Tabagisme à long terme.
2. Vieillissement.
3. Régime alimentaire riche en graisses.
4. Indice de masse corporelle (IMC) élevé.
5. Pancréatite chronique accompagnée de diabète.
6. Prédisposition génétique.

3. Symptômes cliniques du cancer du pancréas :

1. Les symptômes précoces sont souvent atypiques.
2. En progression, des douleurs légères dans l'abdomen supérieur, des ballonnements, des diarrhées et une indigestion apparaissent.
3. Perte d'appétit, perte de poids et fatigue.
4. Ictère obstructif (jaunisse).

5. Autres symptômes : fièvre légère, anomalies de la glycémie.

6. À un stade avancé, il y a un risque élevé de métastases hépatiques, ganglionnaires, thrombose tumorale dans la veine porte, ascite.

4. Manifestations échographiques du cancer du pancréas :

1. Hypertrophie localisée du pancréas, avec des masses hypoéchogènes.

2. Contours irréguliers, bords flous, avec infiltration en "pattes de crabe" dans les tissus environnants. Les tumeurs plus volumineuses peuvent présenter une nécrose centrale, tandis que les plus petites sont généralement homogènes et hypoéchogènes.

3. Dilatation du canal pancréatique : lorsque le cancer touche la tête ou le corps du pancréas, le canal pancréatique distal se dilate. Si le cancer comprime le canal cholédoque, cela entraîne une dilatation des voies biliaires intra-hépatiques et une hypertrophie de la vésicule biliaire.

4. **Doppler couleur :** Signaux de flux sanguin limités dans et autour de la masse tumorale.

5. Le cancer du pancréas peut comprimer les organes et les vaisseaux environnants : la tumeur de la tête pancréatique peut comprimer la veine cave inférieure, la tumeur du col peut comprimer la veine porte et la veine mésentérique supérieure, et la tumeur du corps/queue peut comprimer l'estomac, la rate, la veine rénale gauche et la veine splénique.

6. À un stade avancé, des métastases tumorales hépatiques peuvent apparaître, ainsi que des ganglions métastatiques autour du pancréas, du hile hépatique, du hile splénique, de l'artère mésentérique supérieure, de la veine cave inférieure, et une ascite.

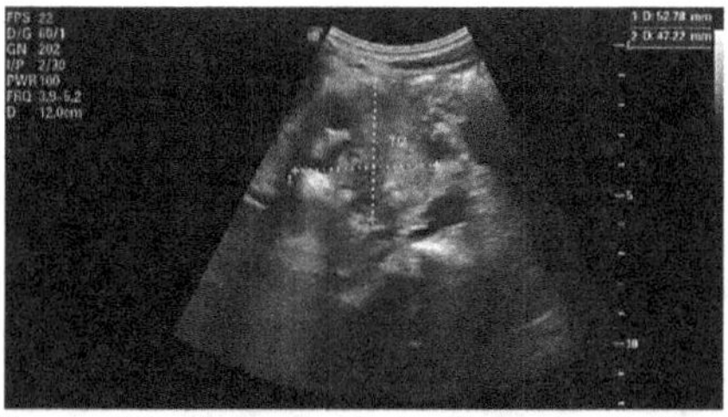

Figure 17 : Tumeur de la tête pancréatique

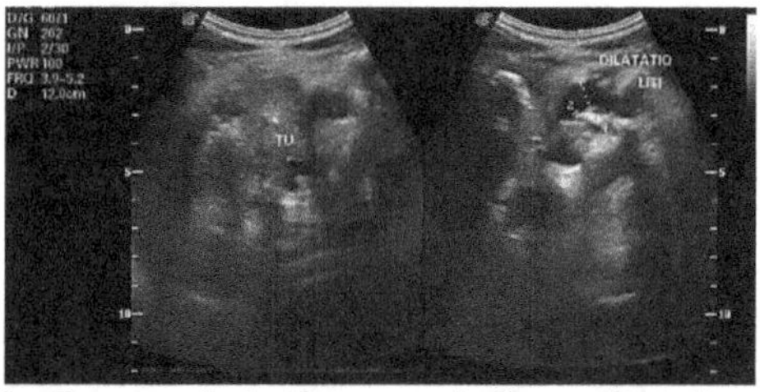

Figure 18 : Tumeur de la tête pancréatique, dilatation du canal pancréatique principal avec calculs

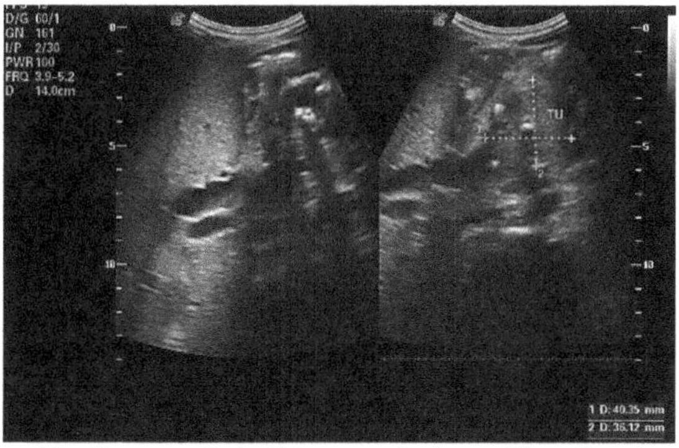

Figure 19 : Tumeur de la tête pancréatique, dilatation du canal cholédoque

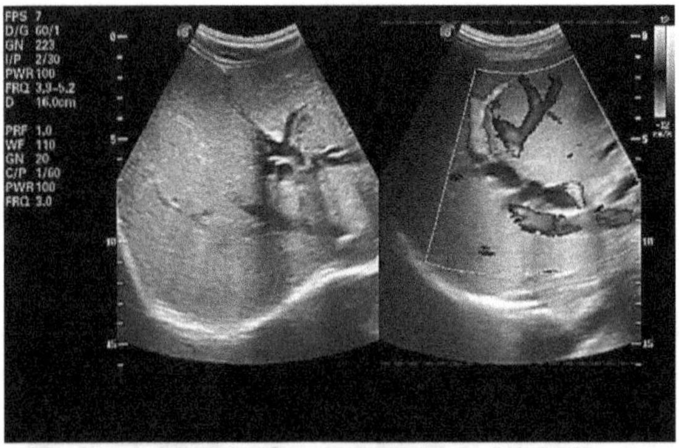

Figure 20 : Tumeur de la tête pancréatique, dilatation des voies biliaires intra-hépatiques

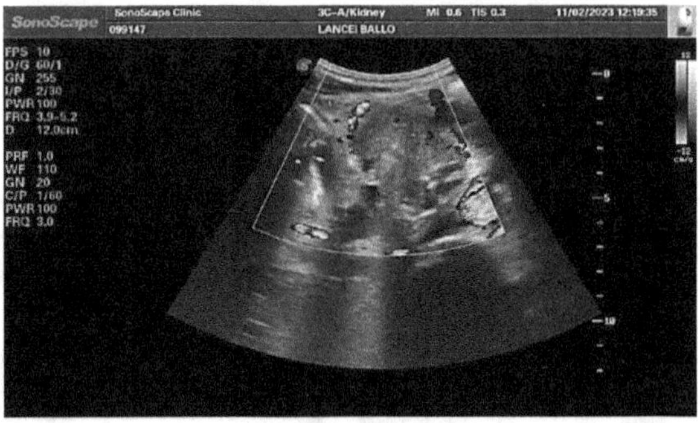

Figure 21 : Signal de flux sanguin dans la tumeur de la tête pancréatique

Chapitre 3

Rupture de la rate

1. Aperçu de la rupture splénique :

La rupture de la rate résulte principalement d'un traumatisme abdominal fermé, avec des symptômes initiaux tels que des douleurs dans l'hypochondre gauche et un gonflement abdominal. Une rupture sévère peut entraîner un choc hémorragique, voire mettre en danger la vie du patient.

2. Classification de la rupture splénique :

La rupture splénique peut être classée en trois types selon sa cause :

1. **Traumatique.**
2. **Iatrogène (liée à des interventions médicales).**
3. **Spontanée (due à une toux intense, un éternuement ou un changement de position).**

3. Causes de la rupture splénique :

1. Le traumatisme est la cause la plus fréquente.
2. Interventions médicales agressives.
3. Rupture spontanée due à des efforts tels que la toux, l'éternuement ou des changements brusques de position.

4. Normes de classification de la rupture splénique :

La classification de la rupture splénique est basée sur les normes de l'American Association for the Surgery of Trauma (AAST), divisée en 5 grades :

- **Grade I :** Hématome sous-capsulaire stable couvrant <10 % de la surface splénique ; déchirure capsulaire d'une profondeur inférieure à 1 cm, sans saignement intra-abdominal.
- **Grade II :** Hématome sous-capsulaire stable couvrant 10-50 % de la surface splénique ; déchirure parenchymateuse d'une profondeur de 1 à 3 cm, sans atteinte des vaisseaux trabéculaires.
- **Grade III :** Hématome sous-capsulaire couvrant >50 % de la surface splénique, hématome parenchymateux ; hématome sous-capsulaire en expansion avec déchirure >3 cm.
- **Grade IV :** Déchirure impliquant des vaisseaux segmentaires ou hilaires, provoquant une rate avasculaire (>25 % du volume splénique).
- **Grade V :** Rate complètement broyée ou rupture du pédicule splénique avec avulsion.

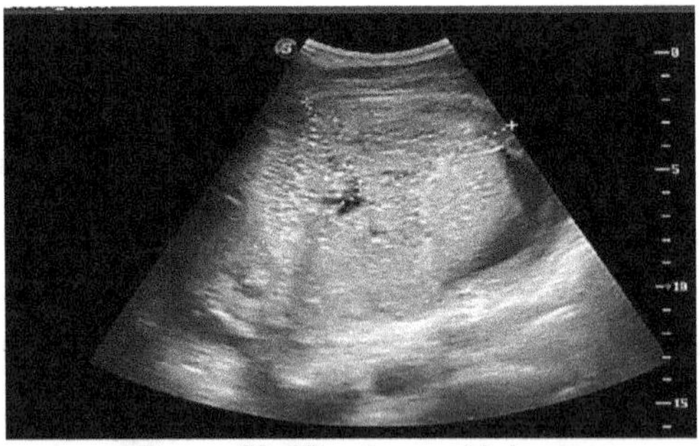

Figure 22 : Rupture splénique

CHAPITRE 4

MALADIES DU SYSTÈME URINAIRE

Première section : Cancer de la vessie

1. Aperçu du cancer de la vessie :

Le cancer de la vessie est une tumeur maligne qui se développe dans la muqueuse de la vessie. C'est la tumeur maligne la plus courante du système urinaire, et son incidence augmente avec l'âge. L'âge de prédilection se situe entre 50 et 70 ans, avec une incidence 3 à 4 fois plus élevée chez les hommes que chez les femmes. Le cancer de la vessie survient principalement dans le trigone vésical, suivi des parois latérales et postérieures.

2. Classification des tumeurs vésicales :

Les tumeurs de la vessie se divisent en tumeurs épithéliales et non épithéliales. Environ 95-98 % des tumeurs vésicales sont des tumeurs épithéliales, dont la majorité sont malignes. On y trouve des carcinomes papillaires de transition, des carcinomes épidermoïdes et, plus rarement, des adénocarcinomes.

3. Causes du cancer de la vessie :

1. Exposition à des substances chimiques.
2. Tabagisme.
3. Consommation excessive de café et d'analgésiques.

4. Symptômes cliniques du cancer de la vessie :

1. Hématurie macroscopique ou microscopique intermittente, indolore, affectant l'ensemble du cycle mictionnel.
2. Symptômes irritatifs locaux : pollakiurie, douleur à la miction, urgence mictionnelle et difficulté à uriner.
3. La tumeur vésicale peut provoquer une obstruction urétérale, des douleurs lombaires, une urémie, une anémie, et une perte de poids.
4. À un stade avancé, infiltration de la couche musculaire de la vessie et métastases ganglionnaires, voire métastases hépatiques, pulmonaires et osseuses.

5. Manifestations échographiques du cancer de la vessie :

1. Masse localisée dans la paroi vésicale, en forme de papille, chou-fleur ou nodule, proéminente dans la cavité vésicale, avec des contours irréguliers et une surface rugueuse.
2. La tumeur peut être hyperéchogène, isoéchogène ou mixte, sans déplacement à la modification de la position du corps. Elle peut être unique ou multiple, et certaines tumeurs peuvent présenter des dépôts d'urates ou de petites calcifications provoquant une ombre acoustique.
3. Lorsque la tumeur infiltre les couches musculaires de la vessie, la paroi devient épaissie et irrégulière, et la continuité des couches musculaires est interrompue.
4. Si la tumeur obstrue l'orifice urétéral, une dilatation de l'uretère et une hydronéphrose peuvent être observées.
5. **Doppler couleur :** Signaux de flux sanguin ponctuels, en forme de baguette courte ou ramifiés dans la masse tumorale.

6. Classification Doppler couleur et par énergie du flux sanguin dans le cancer de la vessie :

- **Grade I :** Flux sanguin en points ou en baguettes courtes dans la tumeur.
- **Grade II :** Flux sanguin linéaire à l'intérieur de la tumeur.
- **Grade III :** Flux sanguin ramifié dans la tumeur.

7. Stadification échographique du cancer de la vessie :

- **Stade T1 :** La couche musculaire de la paroi vésicale reste intacte et continue.
- **Stade T2 :** Rupture de la continuité de la couche musculaire de la paroi vésicale.
- **Stade T3 :** Rupture de la continuité de toutes les couches de la paroi vésicale.
- **Stade T4 :** Rupture de la continuité de toutes les couches de la paroi vésicale, avec adhérence ou invasion des organes voisins (prostate, vésicules séminales, utérus), ou présence de ganglions lymphatiques hypertrophiés dans la région pelvienne ou au niveau des hiles rénaux.

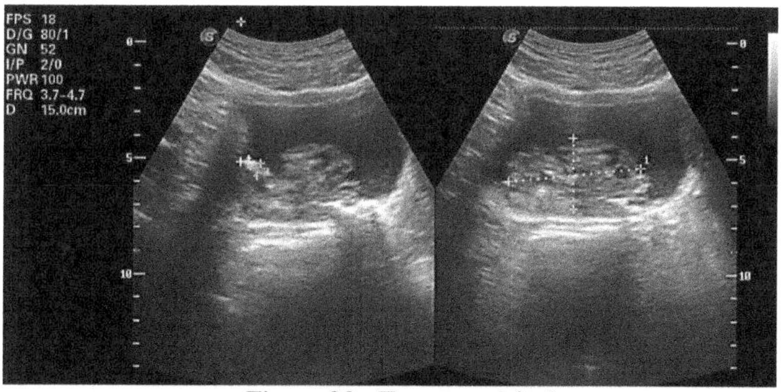

Figure 23 : Tumeur vésicale

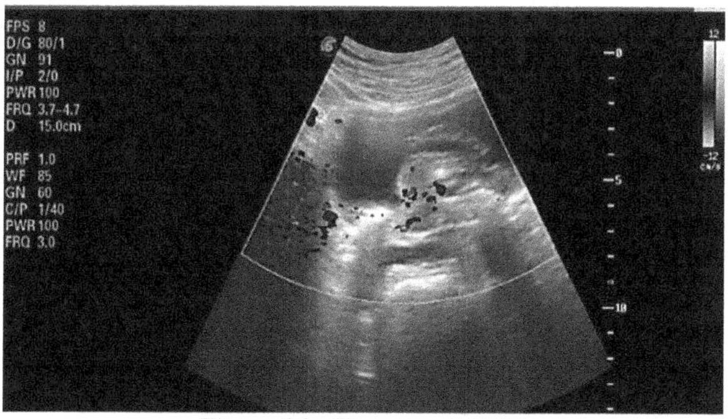

Figure 24 : Tumeur vésicale

Section 2 : Cancer de l'uretère

1. Aperçu du cancer de l'uretère :

Le cancer primaire de l'uretère est relativement rare, affectant principalement les personnes âgées entre 60 et 80 ans, avec un taux d'incidence trois fois plus élevé chez les hommes que chez les femmes. Le cancer de l'uretère et celui du bassinet rénal sont regroupés sous le terme de tumeurs de la voie urinaire supérieure, et environ 60 % de ces cancers sont invasifs au moment du diagnostic, avec un risque élevé de récidive et de métastases. Les tumeurs de l'uretère peuvent être bénignes ou malignes. Les tumeurs bénignes incluent principalement les polypes, tandis que les tumeurs malignes comprennent les carcinomes transitionnels, les carcinomes épidermoïdes, les adénocarcinomes et les carcinomes mucoïdes. La majorité des tumeurs malignes de l'uretère sont des carcinomes transitionnels.

2. Anatomie de l'uretère :

L'uretère est situé derrière le péritoine et descend verticalement le long du muscle psoas jusqu'à pénétrer dans le pelvis. C'est un canal musculaire fin et flexible en forme de cylindre aplati, mesurant 25 à 35 cm de long chez l'adulte, avec un diamètre moyen de 0,5 à 0,7 cm. Il présente trois zones de rétrécissement physiologique :

1. Rétrécissement au niveau de la jonction entre le bassinet rénal et l'uretère.
2. Rétrécissement au passage de l'uretère au-dessus des vaisseaux iliaques.
3. Rétrécissement au niveau de la portion terminale, là où l'uretère traverse la paroi de la vessie.

3. Facteurs de risque du cancer de l'uretère :

1. Infections bactériennes chroniques de l'uretère, calculs.
2. Tabagisme.
3. Prédisposition génétique.
4. Consommation excessive de café.
5. Usage d'antalgiques.

6. Exposition à des substances cancérigènes chimiques.

4. Manifestations cliniques du cancer de l'uretère :

1. **Hématurie :** Saignements intermittents et indolores, visibles à l'œil nu ou au microscope.
2. **Hydronéphrose et douleurs lombaires :** La tumeur peut provoquer une obstruction de l'uretère, entraînant une hydronéphrose, accompagnée de douleurs sourdes, légères ou intermittentes. La colique néphrétique peut survenir en raison de la présence de caillots sanguins ou du détachement de fragments tumoraux.
3. **Cachexie :** Symptôme associé aux stades avancés.

5. Manifestations échographiques du cancer de l'uretère :

1. Dilatation de l'uretère.
2. Présence d'une masse solide hétérogène hypoéchogène dans la partie dilatée de l'uretère, de forme irrégulière, souvent en forme de chou-fleur. Dans les premiers stades, la paroi de l'uretère reste intacte.
3. À un stade avancé, la masse tumorale devient plus volumineuse, rompant la continuité de la paroi de l'uretère et infiltrant les tissus environnants, avec des ganglions métastatiques rétropéritonéaux.
4. **Doppler couleur :** Présence de signaux de flux sanguin dans la tumeur.

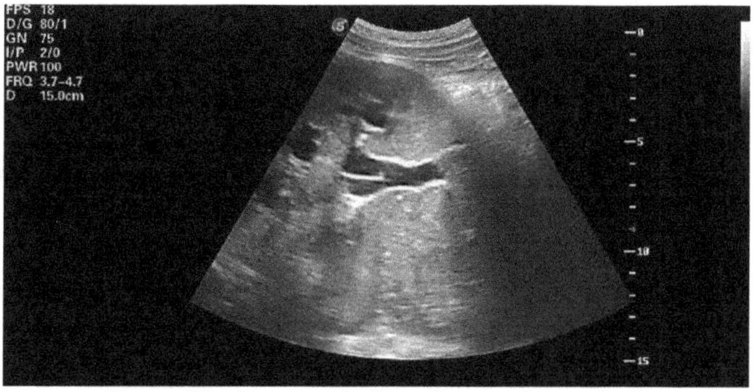

Figure 25 : Tumeur de l'uretère supérieur droit

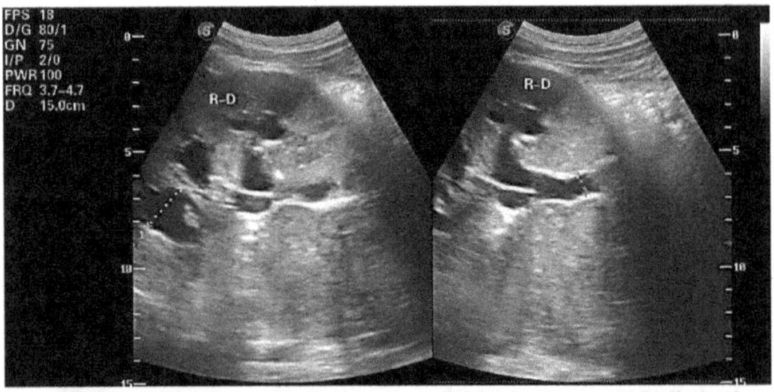

Figure 26 : Hydronéphrose du rein droit, tumeur de l'uretère supérieur droit

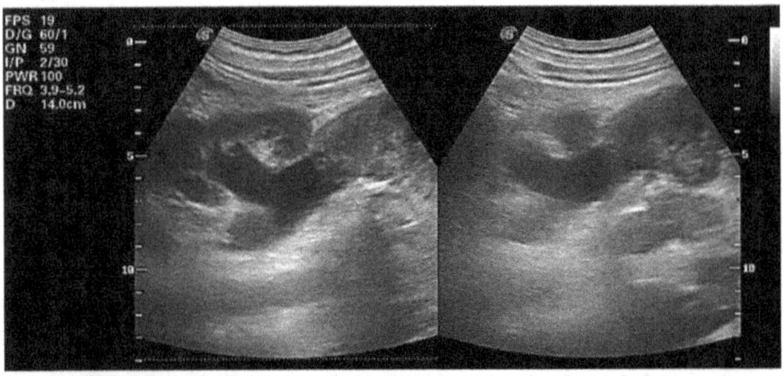

Figure 27 : Tumeur de l'uretère avec hydronéphrose

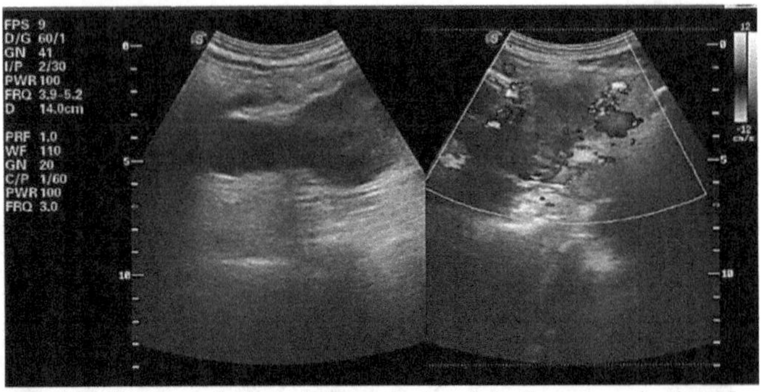

Figure 28 : Tumeur de l'uretère avec signal de flux sanguin dans la tumeur

CHAPITRE 5

MALADIES DU SYSTÈME REPRODUCTEUR

Section 1 : Testicule et épididyme

1. Aperçu du testicule :

Le testicule est situé dans le scrotum et constitue la glande génitale masculine. Chaque homme possède deux testicules, qui produisent des spermatozoïdes et sécrètent des hormones masculines. Le testicule est de forme ovale aplatie, avec une surface lisse, et présente deux faces, deux bords et deux extrémités. Le bord antérieur est libre, tandis que le bord postérieur est relié à l'épididyme et au canal déférent.

Les vaisseaux sanguins, les nerfs et les canaux lymphatiques pénètrent par cette région.

La surface des testicules est recouverte d'une épaisse membrane fibreuse appelée l'albuginée, qui enveloppe l'ensemble du testicule et s'épaissit à l'arrière pour former le septum testiculaire. De nombreux cloisons conjonctives radiaires se détachent du septum et divisent le parenchyme testiculaire en plus de 200 lobules testiculaires. Chaque lobule contient de 1 à 4 tubules séminifères enroulés dont l'épithélium est responsable de la production de spermatozoïdes. Les tubules séminifères se rejoignent pour former des tubules droits qui se déversent dans le rete testis (réseau de testis). Les spermatozoïdes sont ensuite acheminés par 12 à 15 canalicules efférents vers l'épididyme avant de rejoindre le canal déférent.

2. Aperçu de l'épididyme :

L'épididyme est situé à la partie postérieure supérieure du testicule, de forme semi-lunaire, mesurant environ 4 à 6 cm de long et 0,4 à 0,5 cm de diamètre. Il se divise en trois parties : tête, corps et queue. L'épididyme a pour fonction d'absorber et de sécréter un liquide qui nourrit les spermatozoïdes et contribue à leur maturation.

3. Manifestations échographiques du testicule :

1. Le testicule adulte normal apparaît de forme ovale, mesurant environ 3 à 5 cm de long, avec un diamètre antéropostérieur et latéral de 2 à 3 cm. Son échostructure est homogène et de niveau échogène moyen.
2. La tête de l'épididyme a une forme rhomboïdale ou triangulaire avec un diamètre inférieur à 1 cm, et son échostructure est similaire à celle du testicule. Elle est située au-dessus du testicule, tandis que le corps de l'épididyme longe l'axe postérieur du testicule.
3. La paroi scrotale mesure 3 à 4 mm d'épaisseur, composée de cinq couches, et la cavité des membranes du scrotum contient une petite quantité de liquide.

4. Classification du flux sanguin testiculaire (Doppler) :

- Type I : Flux sanguin sous forme de points disséminés dans le parenchyme.
- Type II : Flux sanguin linéaire qui s'étend du bord vers le parenchyme, avec généralement 1 à 3 branches en forme d'éventail.

Section 2 : Traumatisme testiculaire

1. Aperçu du traumatisme testiculaire :

Le traumatisme testiculaire se réfère à des blessures fermées causées par un impact externe sur le testicule. Ces blessures peuvent être classées en plusieurs types : contusion testiculaire, lacération testiculaire, rupture testiculaire et luxation testiculaire. Des blessures à l'épididyme et au cordon spermatique peuvent également être associées.

2. Manifestations échographiques de la contusion testiculaire :

1. Le testicule conserve généralement une taille et une forme normales ou est légèrement agrandi, avec une capsule intacte et des échos continus.
2. Une zone hypoéchogène irrégulière sous la capsule, avec parfois des zones anéchogènes. Les bords sont souvent flous et il n'y a pas de signal de flux sanguin dans la zone hypoéchogène. Un léger épanchement sous la capsule peut également être observé.
3. Doppler couleur : L'apport sanguin au testicule est initialement augmenté, mais diminue progressivement en raison de l'augmentation de la pression testiculaire, et peut même disparaître complètement. Il peut y avoir une augmentation du flux sanguin dans les tissus environnants.

3. Manifestations échographiques de la lacération testiculaire :

1. Le testicule est agrandi et déformé, avec une capsule partiellement déchirée et des échos discontinus.
2. Le parenchyme présente une échostructure irrégulière avec des zones liquides.
3. Le liquide dans la cavité scrotale est mal visualisé en raison de la présence de masses hétérogènes dues à des fragments du testicule ou à des caillots sanguins.
4. Doppler couleur : Aucun signal de flux sanguin n'est observé dans les masses irrégulières.

4. Manifestations échographiques de la rupture testiculaire :

La rupture testiculaire survient lorsque la tunique albuginée du testicule est déchirée ou rompue, provoquant l'expulsion des tubules séminifères à l'extérieur de la tunique.

1. Le testicule est irrégulièrement déformé, avec une augmentation significative de la taille et une perte de la forme testiculaire normale.

2. Le parenchyme est interrompu en plusieurs endroits, avec des échos internes hétérogènes et des zones liquides.

3. La cavité scrotale est remplie de liquide contenant des échos filamenteux.

4. Doppler couleur : Le flux sanguin est réduit dans le testicule lésé, avec un léger flux sanguin résiduel observé dans les tissus environnants.

5. Manifestations échographiques de la luxation testiculaire :

La luxation testiculaire survient lorsque le testicule est déplacé en dehors du scrotum à la suite d'un traumatisme, se retrouvant dans les tissus sous-cutanés, l'aine, la cuisse interne, voire dans la cavité abdominale.

1. Le testicule n'est pas visible dans le scrotum, mais des échos de testicule sont observés dans les tissus sous-cutanés environnants ou dans l'abdomen.

2. Le testicule déplacé peut avoir une taille et une forme normales ou légèrement agrandies, avec une échostructure interne encore normale.

3. Doppler couleur : Le flux sanguin dans le testicule déplacé est limité.

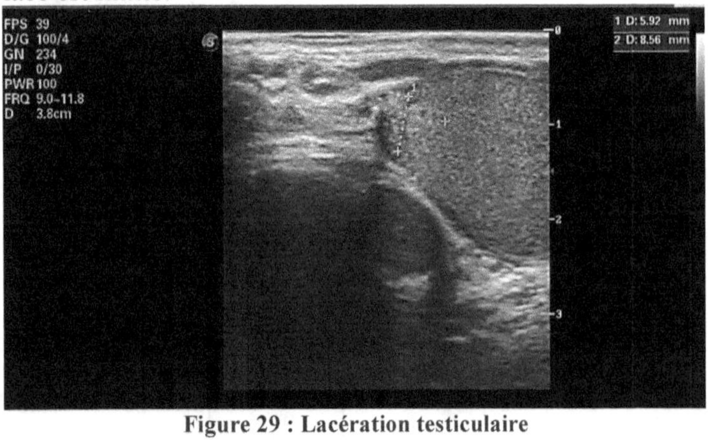

Figure 29 : Lacération testiculaire

Section 3 : Varicocèle

1. Aperçu de la varicocèle :

La varicocèle est une dilatation anormale des veines du plexus pampiniforme dans le cordon spermatique, qui se trouve entre le testicule et l'anneau inguinal. Ce réseau veineux est essentiel pour la fonction de production de spermatozoïdes du testicule et pour le transport des spermatozoïdes matures. La varicocèle peut entraîner une gêne, une douleur, et est une cause fréquente d'infertilité masculine. Elle peut être classée en varicocèle primaire ou secondaire, et affecte principalement le côté gauche, représentant environ 77 à 92 % des cas.

2. Définition de la varicocèle :

La varicocèle est une anomalie vasculaire qui se caractérise par une dilatation, un allongement et une tortuosité des veines du plexus pampiniforme, causée par une obstruction du flux sanguin ou une défaillance des valves veineuses. Cela entraîne une stase sanguine et la formation de masses veineuses dans le scrotum, pouvant causer une gêne et une diminution progressive de la fonction testiculaire.

3. Causes de la varicocèle :

1. Insuffisance ou absence des valves veineuses.
2. Faiblesse des parois des veines du cordon spermatique ou du tissu conjonctif environnant.
3. Position debout prolongée.
4. Compression de la veine rénale gauche.
5. Compression des veines par une tumeur.
6. Hydronéphrose comprimant les veines.

4. Classification clinique de la varicocèle :

- Grade I : Les veines dilatées ne sont pas visibles en respiration calme, mais peuvent être palpées lors de la manœuvre de Valsalva (augmentation de la pression abdominale).
- Grade II : Les veines dilatées sont palpables en position debout, sans anomalie visible.

- Grade III : Les veines dilatées sont visibles à la surface du scrotum et sont palpables.

5. Symptômes cliniques de la varicocèle :

1. Sensation de lourdeur, douleur sourde et inconfort dans le scrotum du côté affecté.
2. La douleur augmente lors de la station debout ou de la marche, et diminue au repos.
3. Infertilité masculine.

6. Critères diagnostiques échographiques de la varicocèle :

Un ou plusieurs des critères suivants peuvent confirmer la varicocèle :

1. En position debout, le diamètre de la veine du plexus pampiniforme est ≥0,2 cm au repos, et un reflux est observé lors de la manœuvre de Valsalva.
2. En position debout, le diamètre de la veine est ≥0,3 cm lors de la manœuvre de Valsalva.
3. La durée du reflux veineux peut également être un paramètre clé pour évaluer la varicocèle : un reflux supérieur à 2 secondes lors de la manœuvre de Valsalva confirme la varicocèle ; un reflux de ≥1 seconde est diagnostiqué comme une varicocèle subclinique ; un reflux de moins de 1 seconde est considéré comme physiologique.

7. Classification du reflux veineux en Doppler couleur pour la varicocèle :

- Grade I : Le reflux veineux est visible uniquement lors de la manœuvre de Valsalva et dure ≥1 seconde.
- Grade II : Le reflux veineux est visible à l'inspiration profonde, et s'aggrave avec la manœuvre de Valsalva.
- Grade III : Le reflux veineux est visible au repos, et s'aggrave avec la respiration profonde et la manœuvre de Valsalva.

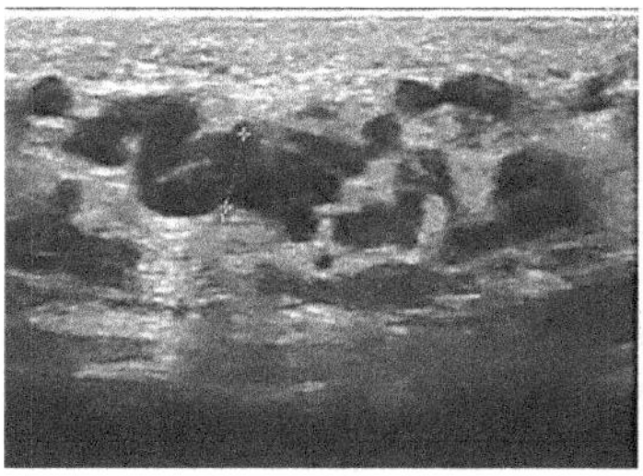

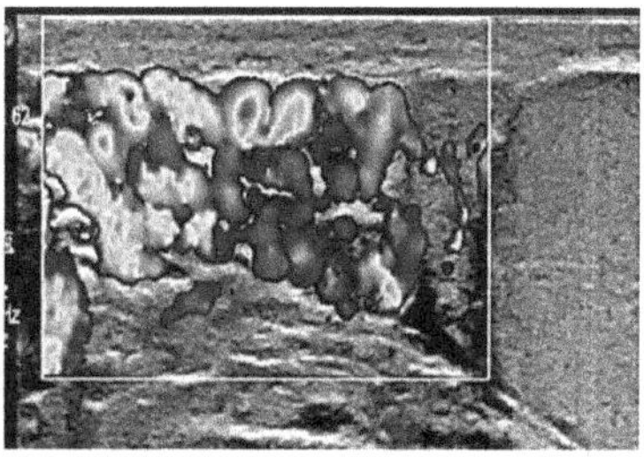

Figure 30 : Dilatation de la veine spermatique gauche Figure 31 : Reflux observé lors de la manœuvre de Valsalva

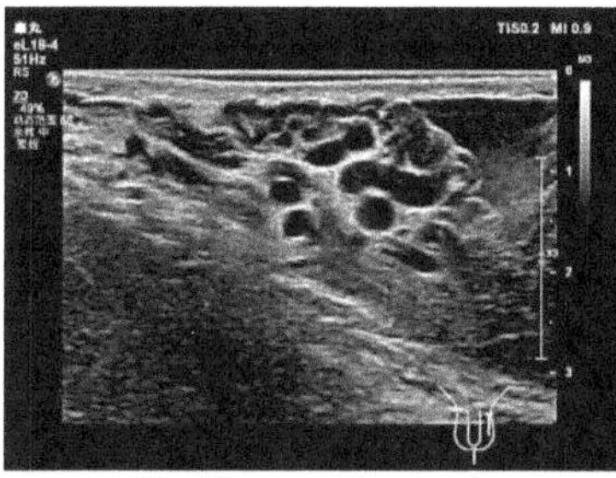

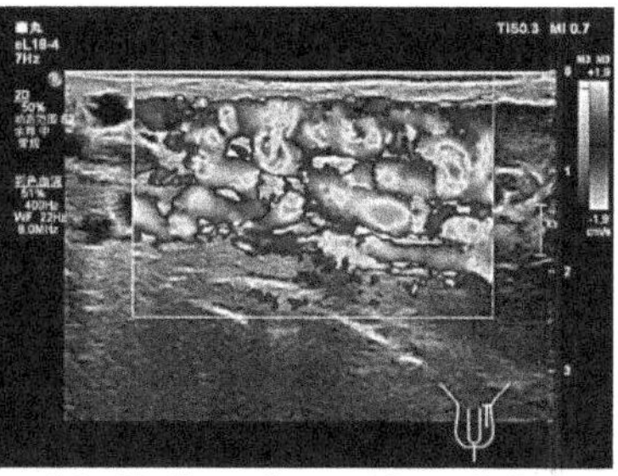

Figure 32 : Varicocèle gauche Figure 33 : Reflux observé lors de la manœuvre de Valsalva

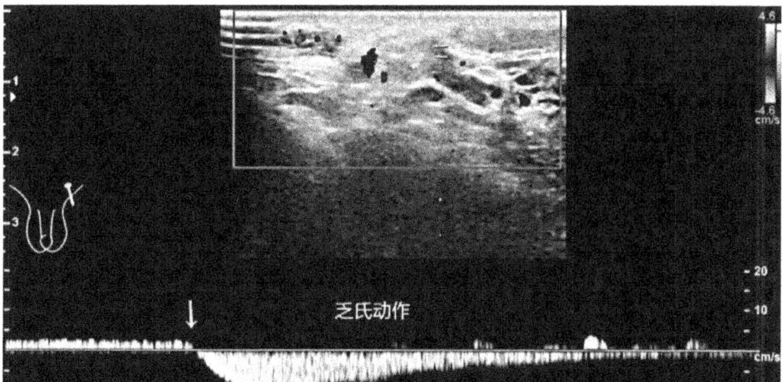

Figure 34 : Reflux visible lors de la manœuvre de Valsalva

CHAPITRE 6

APPENDICITE AIGUË

Section 1 : Anatomie normale de l'appendice

1. Aperçu de l'appendice :

L'appendice est un tube étroit qui s'étend depuis la paroi postéro-médiale de la partie inférieure du cæcum. Son extrémité proximale est ouverte dans le cæcum, tandis que son extrémité distale est fermée. En général, l'appendice mesure environ 6 à 8 cm de long. Il ressemble à un ver de terre et sa forme et sa position varient selon les individus. Environ 64 % des appendices sont situés derrière le cæcum, et 32 % sont situés derrière l'iléon.

2. Classification selon l'orientation de l'extrémité de l'appendice :

1. Position pré-iléale : L'extrémité pointe vers le haut à gauche (vers 0 à 3 heures).
2. Position pelvienne : L'extrémité pointe vers la cavité pelvienne (vers 3 à 6 heures).
3. Position rétro-cæcale : L'extrémité pointe vers le haut derrière le cæcum (vers 9 à 12 heures).
4. Position sous-cæcale : L'extrémité pointe vers le bas à droite (vers 6 à 9 heures).
5. Position latérale cæcale : L'appendice est situé latéralement au cæcum (vers 9 à 10 heures).

6. Position rétro-iléale : Situé derrière l'iléon (vers 0 à 3 heures).

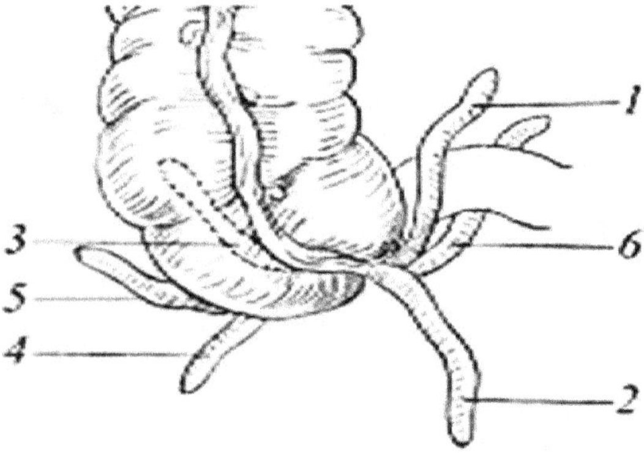

Figure 35 : Classification des types d'appendicite

3. Structure de l'appendice :

1. Couche séreuse
2. Couche musculaire circulaire et longitudinale
3. Sous-muqueuse
4. Muqueuse

Section 2 : Appendicite aiguë

1. Symptômes cliniques de l'appendicite aiguë :

1. Douleur abdominale : La plupart des patients ressentent initialement une douleur dans la région épigastrique ou autour du nombril, qui migre ensuite vers le bas-ventre droit.
2. Symptômes gastro-intestinaux : Anorexie, nausées et vomissements.
3. Symptômes systémiques : En cas d'inflammation sévère, fatigue, fièvre et accélération du rythme cardiaque peuvent survenir.

2. Signes cliniques de l'appendicite aiguë :

1. Douleur à la palpation au point de McBurney : Douleur localisée à la jonction des deux tiers internes et du tiers externe sur une ligne entre le nombril et l'épine iliaque antéro-supérieure droite.
2. Signes de péritonisme : Douleur à la décompression, rigidité musculaire et diminution ou absence de bruits intestinaux.
3. Masse dans le bas-ventre droit.
4. Analyses de laboratoire : Augmentation du nombre de globules blancs et du pourcentage de neutrophiles.

3. Classification pathologique de l'appendicite aiguë :

1. Appendicite aiguë simple.
2. Appendicite aiguë suppurative.
3. Appendicite gangréneuse et perforée.
4. Abcès péri-appendiculaire.

4. Manifestations échographiques de l'appendicite aiguë simple :

1. Une structure tubulaire hypoéchogène élargie, avec un diamètre de 0,6 à 1,0 cm et un épaississement de la paroi appendiculaire (>0,3 cm). La paroi est hyperéchogène avec une apparence en double couche.
2. À la coupe transversale, l'appendice présente un "signe de cible".
3. Une petite quantité de liquide libre peut être présente autour de l'appendice.
4. La paroi appendiculaire montre un flux sanguin riche au Doppler couleur.

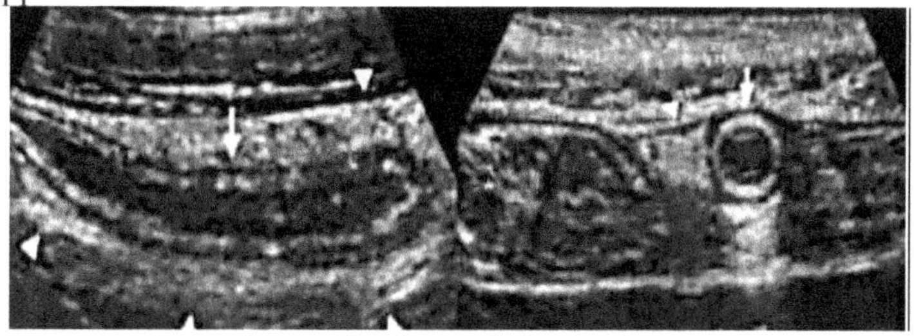

Figure 36 : Appendicite aiguë

5. Manifestations échographiques de l'appendicite suppurative aiguë :

1. L'appendice est significativement élargi, avec un diamètre supérieur à 1,0 cm.
2. La paroi appendiculaire est épaissie et présente un signe en double couche.
3. L'intérieur de l'appendice contient des échos faibles dus au pus, et parfois des dépôts de fluide ou des matières fécales.
4. Le "signe de la cible concentrique" est plus évident à la coupe transversale, et l'appendice est difficile à comprimer.
5. Doppler couleur : La paroi appendiculaire montre un flux sanguin abondant.

6. Manifestations échographiques de l'appendicite gangréneuse et perforée :

L'appendicite gangréneuse aiguë est une forme grave d'appendicite dans laquelle l'obstruction et la formation de pus augmentent la pression à l'intérieur de l'appendice. Cela entraîne une inflammation des veines du mésoappendice, une thrombose veineuse et des troubles circulatoires, aboutissant à une nécrose de la paroi appendiculaire et, souvent, à une perforation. Les perforations surviennent principalement à la base ou à l'extrémité de l'appendice. Si elles ne sont pas contenues, elles peuvent provoquer une péritonite diffuse aiguë.

1. L'appendice est irrégulièrement déformé, avec un diamètre supérieur à 1,5 cm et un gonflement évident. Parfois, l'appendice disparaît complètement.
2. La zone appendiculaire présente des échos hétérogènes, avec des zones hypoéchogènes et un renforcement des échos en arrière.
3. Lorsque l'appendice est perforé, la continuité de la paroi est interrompue, et un épanchement de liquide est visible autour, pouvant contenir des bulles de gaz (pneumopéritoine).
4. Doppler couleur : Le flux sanguin dans la paroi appendiculaire est réduit.

7. Manifestations échographiques de l'abcès péri-appendiculaire :

1. Une masse hétérogène à bords flous et irréguliers est visible dans la région appendiculaire, contenant des échos internes inégaux, et l'appendice est souvent visible comme une structure épaisse.

2. Des zones hypoéchogènes irrégulières peuvent être observées autour de la masse, entre les anses intestinales ou dans la cavité pelvienne.

3. Doppler couleur : Des signaux de flux sanguin sont visibles dans la masse.

CHAPITRE 7

MALADIES DES ANNEXES UTÉRINES

Section 1 : Cancer de l'endomètre

1. Aperçu du cancer de l'endomètre :

Le cancer de l'endomètre est une tumeur maligne qui se développe à partir de la muqueuse utérine (endomètre). C'est le cancer gynécologique le plus fréquent chez les femmes postménopausées. Le risque de développer un cancer de l'endomètre augmente avec l'âge, avec un pic d'incidence entre 55 et 65 ans.

2. Causes du cancer de l'endomètre :

1. Déséquilibre hormonal : une exposition prolongée aux œstrogènes sans opposition par la progestérone augmente le risque.
2. Obésité : L'obésité est associée à des niveaux élevés d'œstrogènes.
3. Diabète et hypertension artérielle : Ces conditions peuvent accroître le risque.
4. Thérapie hormonale substitutive mal équilibrée : L'utilisation d'œstrogènes sans progestérone.
5. Prédisposition génétique : Certaines femmes présentent des syndromes héréditaires qui augmentent leur risque, comme le syndrome de Lynch.

3. Classification pathologique du cancer de l'endomètre

1. Type diffus : Le tissu cancéreux envahit la majeure partie ou la totalité de l'endomètre, provoquant un épaississement important, et peut atteindre le myomètre.
2. Type localisé : La lésion ne concerne qu'une partie de l'endomètre et peut s'accompagner d'une infiltration du myomètre.
3. Type polypeux : La tumeur se projette dans la cavité utérine sous forme de polype, affectant une zone limitée.

4. Symptômes cliniques du cancer de l'endomètre

1. Saignements vaginaux après la ménopause.
2. Sécrétions vaginales anormales.
3. Douleur pelvienne.
4. Fièvre, anémie et perte de poids aux stades avancés.
5. Augmentation des marqueurs tumoraux CA125, CA19-9 et CA153.

5. Caractéristiques échographiques du cancer de l'endomètre

1. Augmentation du volume utérin.
2. Épaississement de l'endomètre de 0,6 cm après la ménopause.
3. Épaississement hétérogène ou masse polypeuse irrégulière, bord flou, possible accumulation de liquide dans la cavité utérine.
4. Doppler couleur : Flux sanguin ponctué, linéaire ou en forme de branche dans la tumeur.

Selon les rapports, 91 % des patients atteints d'un cancer de l'endomètre présentent un indice de résistance = 0,42 (flux artériel à faible résistance). 8 % présentent un indice de résistance = 0,72 (flux à haute résistance). L'indice de résistance et l'indice de pulsatilité diminuent à mesure que le stade tumoral progresse, tandis que la PSV (vitesse systolique maximale) augmente.

6. Stades du cancer de l'endomètre (selon la FIGO, basé sur l'infiltration du myomètre) :

- Stade I : Tumeur limitée au corps de l'utérus.
- IA : Absence ou infiltration de moins de la moitié du myomètre.
- IB : Infiltration d'au moins la moitié du myomètre.
- Stade II : Invasion du col de l'utérus, sans extension au-delà de l'utérus.
- Stade III : Extension locale ou régionale.
- IIIA : Invasion de la séreuse utérine ou des annexes.
- IIIB : Invasion du vagin et/ou des tissus environnants.
- IIIC : Métastases dans les ganglions lymphatiques pelviens et/ou para-aortiques.
- IIIC1 : Métastases dans les ganglions pelviens.
- IIIC2 : Métastases dans les ganglions para-aortiques, avec ou sans ganglions pelviens affectés.
- Stade IV : Invasion de la vessie, du rectum et/ou métastases à distance.
- IVA : Invasion de la vessie ou du rectum.
- IVB : Métastases à distance, y compris ganglions inguinaux.

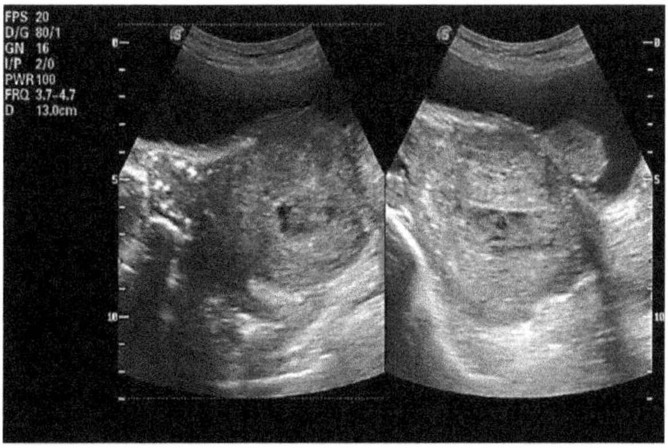

Figure 37 : Cancer de l'endomètre avec invasion de la vessie

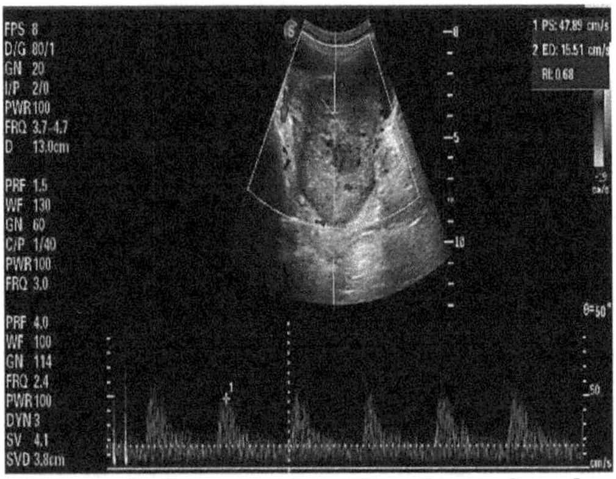

Figure 38 : Spectre du flux sanguin en Doppler couleur dans le cancer de l'endomètre

Section 2 : Hydrosalpinx (Accumulation de liquide dans la trompe de Fallope)

1. Anatomie des trompes de Fallope :

Les trompes de Fallope sont deux longs canaux musculaires, connectés à l'utérus et proches des ovaires, mesurant entre 8 et 14 cm. Elles sont divisées en quatre parties : la partie interstitielle, l'isthme, l'ampoule (où la fécondation se produit généralement), et l'infundibulum, qui a une forme de frange pour capter l'ovule.

2. Aperçu de l'hydrosalpinx :

L'hydrosalpinx résulte d'une inflammation des trompes de Fallope, souvent suite à une salpingite, où l'extrémité de la trompe se ferme en raison d'adhérences, et le liquide s'accumule dans la cavité tubaire.

3. Symptômes cliniques de l'hydrosalpinx :**

1. Fièvre, douleurs abdominales et dans la région lombaire.
2. Dysménorrhée, règles irrégulières, augmentation du flux menstruel.
3. Sécrétions vaginales abondantes, pertes aqueuses.
4. Infertilité.

4. Causes de l'hydrosalpinx :

1. Propagation d'une inflammation des organes voisins.
2. Infection bactérienne après un accouchement ou un avortement.
3. Antécédents de péritonite ou de tuberculose.
4. Mauvaise hygiène pendant les menstruations.

5. Manifestations échographiques de l'hydrosalpinx :

1. Présence d'une structure kystique unilatérale ou bilatérale, avec des formes variées (fusiforme, en saucisse).
2. Parois fines et lisses.
3. Apparence cloisonnée ou plissée à l'intérieur du kyste.
4. Doppler couleur : flux sanguin artériel modéré visible sur la paroi.
5. Classification selon l'accumulation de liquide :
- Léger : diamètre < 1 cm, forme allongée avec parois irrégulières.
- Modéré : 1-3 cm, forme de saucisse.
- Sévère : diamètre > 3 cm, forme ovale ou ronde.

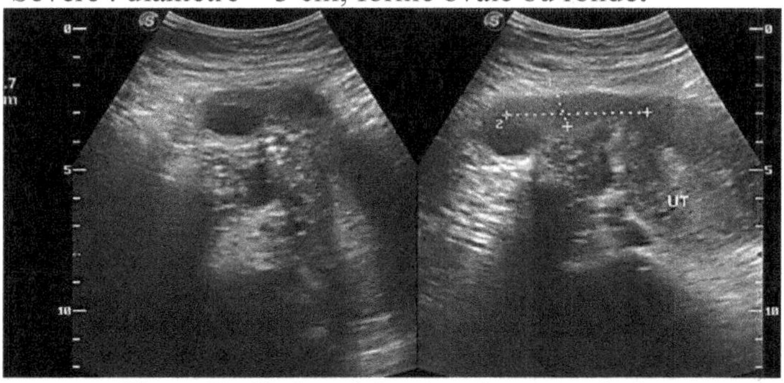

Figure 39 : Hydrosalpinx dans la trompe droite

Section 3 : Grossesse extra-utérine

1. Aperçu de la grossesse extra-utérine :

C'est une urgence gynécologique où l'embryon se développe en dehors de la cavité utérine, le plus souvent dans les trompes de Fallope (95 % des cas). D'autres sites incluent les cornes utérines, le col de l'utérus, les cicatrices utérines, et l'abdomen.

2. Causes de la grossesse extra-utérine :

1. Inflammation de la muqueuse tubaire.
2. Appendicite aiguë, pelvi-péritonite affectant les trompes.
3. Malformation ou dysfonction des trompes de Fallope.
4. Antécédents de grossesse tubaire ou de chirurgie.
5. Échec des dispositifs intra-utérins ou des contraceptifs oraux.
6. Anomalies de développement de l'ovule fécondé.
7. Antécédents de césarienne, prise de médicaments inducteurs d'ovulation.
8. Antécédents d'infertilité.
9. Antécédents d'avortements multiples.
10. Mauvaises habitudes de vie (tabagisme, alcoolisme).
11. Pression exercée sur les trompes par un fibrome utérin ou une tumeur ovarienne.

3. Symptômes et signes cliniques de la grossesse extra-utérine

1. Aménorrhée, douleurs abdominales, saignements vaginaux.
2. Douleur des seins, nausées, vomissements.
3. Pas de douleurs abdominales en cas de grossesse extra-utérine non rompue.
4. Lors de la rupture ou de l'avortement d'une grossesse tubaire, douleurs abdominales aiguës, vertiges, sueurs, accompagnées de nausées, sensations de pression anale, anémie, voire état de choc.
5. Grossesse extra-utérine chronique : douleurs abdominales persistantes, saignements vaginaux irréguliers.

4. Types de grossesse extra-utérine

1. Type embryonnaire.
2. Type abortif.
3. Type rupturé.
4. Type cicatriciel.

5. Caractéristiques échographiques des différents types de grossesse extra-utérine

1. Type embryonnaire :

(1) Utérus normal ou légèrement élargi, endomètre épaissi, sans sac gestationnel.

(2) Image circulaire échogène près de l'utérus ou dans la région annexielle, avec activité cardiaque fœtale visible si l'embryon est viable.

(3) Doppler couleur : après 6 semaines, flux sanguin visible dans la petite cavité, activité cardiaque fœtale détectée.

(4) Absence de liquide dans le pelvis ou l'abdomen.

2. Type abortif :

(1) Utérus normal ou légèrement élargi, endomètre épaissi, sans sac gestationnel.

(2) Image mixte près de l'utérus ou dans la région annexielle, principalement composée de liquide sombre.

(3) Sac amniotique mal visible, présence de liquide dans le pelvis.

3. Type rupturé :

(1) Utérus normal ou légèrement élargi, endomètre épaissi, sans sac gestationnel.

(2) Masse échogène irrégulière près de l'utérus, sans contours nets.

(3) Quantité importante de liquide dans le pelvis et l'abdomen.

(4) Doppler couleur : signal de flux sanguin ponctuel dans la masse.

4. Type cicatriciel :

(1) Utérus normal ou légèrement élargi, endomètre épaissi, sans sac gestationnel.

(2) Masse solide irrégulière avec contours flous dans la région annexielle.

(3) Présence d'une petite quantité de liquide dans le pelvis.

(4) Doppler couleur : faible signal de flux sanguin dans la masse.

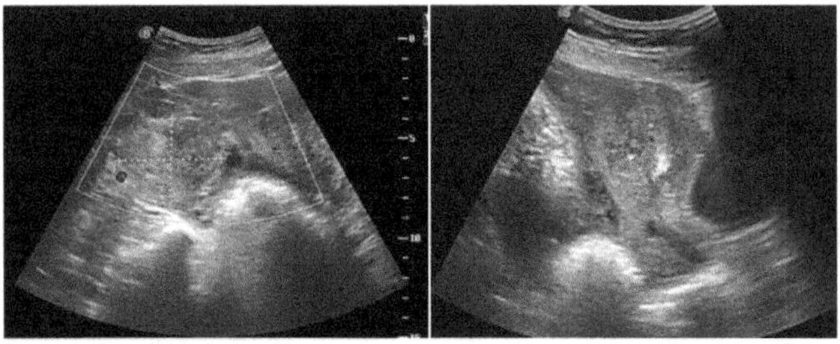

Figure 40 : Rupture d'une grossesse extra-utérine dans la région annexielle droite Figure 41 : Grossesse extra-utérine dans l'utérus

CHAPITRE 8

MALADIES INTRACRÂNIENNES

Première section : Gliome intracrânien

1. Aperçu du gliome intracrânien :

Le gliome est une tumeur primaire du cerveau, prenant naissance dans les cellules gliales. C'est l'un des types de tumeurs cérébrales les plus fréquents, et il peut être bénin ou malin. Le gliome se développe souvent dans les hémisphères cérébraux, le tronc cérébral, ou la moelle épinière.

2. Manifestations cliniques du gliome intracrânien :

Hypertension intracrânienne, céphalées, vomissements et œdème papillaire.

3. Symptômes ou signes focaux

Les symptômes neurologiques apparaissent dans les zones fonctionnelles des hémisphères cérébraux proches de la tumeur. Ceux-ci incluent des troubles psychiatriques, des crises d'épilepsie, une faiblesse des membres évoluant vers une paralysie, une aphasie et une ataxie.

4. Manifestations échographiques

1. Écho intracrânien fort ou hyperéchogène.
2. Bords bien définis ou flous.

3. Écho interne homogène ou hétérogène.

4. Doppler couleur : Flux sanguin riche dans et autour de la lésion.

5. Échographie peropératoire

Permet de localiser et de caractériser la tumeur, de définir ses limites et la vascularisation environnante, guidant ainsi l'approche chirurgicale et évaluant la taille de la tumeur résiduelle après résection.

Section 2 : Glioblastome intracrânien

1. Aperçu du glioblastome intracrânien :

C'est la tumeur cérébrale primaire la plus fréquente et la plus maligne parmi les tumeurs neuroépithéliales.

2. Symptômes cliniques du glioblastome :

1. Hypertension intracrânienne.
2. Symptômes neurologiques dans les zones fonctionnelles des hémisphères cérébraux près de la tumeur.

3. Manifestations échographiques du glioblastome :

1. Masse intracrânienne hétérogène avec écho mixte.
2. Bordures floues et forme irrégulière.
3. Nécrose liquéfiée avec zones anéchogènes ou kystiques, formant un aspect en "nid d'abeilles".
4. Doppler couleur : Vascularisation abondante.

4. Échographie peropératoire du glioblastome :

Permet de localiser, de caractériser la tumeur, de définir les limites et la vascularisation, guidant la stratégie chirurgicale et évaluant la taille de la tumeur résiduelle.

Section 3 : Malformations artérioveineuses intracrâniennes

1. Aperçu :

Les malformations artérioveineuses (MAV) intracrâniennes sont les anomalies vasculaires congénitales les plus courantes. Elles consistent en un amas de vaisseaux anormaux reliés par des artères nourricières et des veines de drainage. Elles peuvent se produire n'importe où dans le cerveau, mais sont plus fréquentes dans la région supratentorielle (80-93 % des cas).

2. Classification des MAV intracrâniennes :

1. Petites : < 2,5 cm.
2. Moyennes : 2,5-5 cm.
3. Grandes : > 5 cm.

3. Symptômes cliniques :

1. Hémorragie cérébrale.
2. Céphalées.
3. Crises d'épilepsie.
4. Hypertension intracrânienne.

4. Manifestations échographiques des MAV :

1. Zone anéchogène intracrânienne bien délimitée, de forme irrégulière.
2. Doppler couleur : Amas vasculaire multicolore avec caractéristiques hémodynamiques à haute vélocité et faible résistance (vélocité pic 70-315 cm/s, indice de résistance 0,23-0,42).

5. Échographie peropératoire des MAV :

1. Classées en "complètes" ou "partielles" selon l'occupation par l'amas vasculaire.

2. Complètes : L'amas vasculaire occupe tout le site de la lésion.

3. Partielles : L'amas vasculaire occupe uniquement le centre ou les bords de la lésion, les autres zones apparaissant en hypoéchogènes ou hyperéchogènes (suggérant une hémorragie ou une gliose).

4. L'échographie aide à localiser et à évaluer la taille de la lésion et guide le chirurgien dans l'approche opératoire, permettant de bloquer d'abord les artères nourricières, puis de traiter les veines de drainage avant de retirer l'amas vasculaire.

5. L'échographie permet aussi d'identifier toute lésion résiduelle qui pourrait saigner à nouveau après l'opération, améliorant ainsi la qualité de la chirurgie.

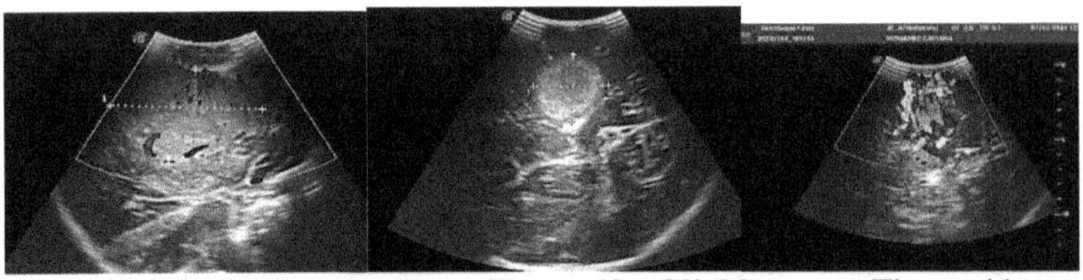

Figure 42 : Méningiome Figure 43 : Glioblastome Figure 44 : Vascularisation abondante dans le glioblastome

Chapitre 9

Cancer de la thyroïde

1. Aperçu :

Le cancer de la thyroïde est la tumeur maligne la plus courante du système endocrinien, avec le carcinome papillaire étant le plus fréquent et le moins agressif.

2. Types de cancer de la thyroïde :

Selon l'origine et la différenciation, on distingue : carcinome papillaire, carcinome folliculaire, carcinome médullaire, carcinome peu différencié et carcinome anaplasique. Le carcinome papillaire est le plus fréquent.

3. Symptômes cliniques :

1. Peu de symptômes au début.
2. Gonflement et douleur du cou.
3. Enrouement, sensation de corps étranger dans la gorge.
4. Difficulté à avaler, toux, ou respiration sifflante.
5. Hypertrophie des ganglions lymphatiques cervicaux.

4. Échographie du carcinome papillaire :

1. Nodules hypoéchogènes ou très hypoéchogènes.
2. Forme irrégulière, contours flous, bordures en "crabe".
3. Absence de halo ou halo incomplet.
4. Ratio hauteur/largeur ≥ 1.

5. Microcalcifications en amas.

6. Doppler couleur : flux sanguin chaotique, indice de résistance ≥ 0.70.

7. Métastases lymphatiques cervicales bilatérales possibles.

5. Échographie du carcinome folliculaire :

1. Nodule hyperéchogène, isoéchogène ou mixte.
2. Nodule > 3,5 cm, forme ovale ou ronde, bordures irrégulières.
3. Halo hypoéchogène épais ou incomplet.
4. Ratio hauteur/largeur ≤ 1.
5. Absence de calcification.
6. Doppler couleur : vascularisation désorganisée avec artères nourricières pénétrantes.
7. Invasion des veines thyroïdiennes ou jugulaires.

5. 6. Échographie du carcinome médullaire :

1. Nodule hypoéchogène, avec calcifications grossières.
2. Absence de capsule claire, contours nets, halo peu visible ou incomplet.
3. Ratio hauteur/largeur < 1.
4. Doppler couleur : vascularisation abondante.

7. Échographie du carcinome anaplasique :

1. Nodules solides irréguliers, hypoéchogènes.
2. Nodule plus hypoéchogène que les muscles environnants.
3. Infiltration des tissus thyroïdiens environnants.
4. Métastases lymphatiques fréquentes.

8. Classification TI-RADS des nodules thyroïdiens :

- Niveau 0 : Aucun nodule détecté, nécessite des examens complémentaires.
- Niveau I : Thyroïde normale, risque nul de malignité.
- Niveau II : Nodules bénins, risque nul de malignité.
- Niveau III : Nodules bénins atypiques, risque de malignité < 5 %.

- Niveau IV : Suspicion de malignité (5-85 %), subdivisé en 4A, 4B, 4C selon le nombre de signes suspects.
- Niveau V : Forte suspicion de malignité (85-100 %).
- Niveau VI : Malignité confirmée par cytologie ou histologie.

CHAPITRE 10

CANCER DU SEIN

1. Aperçu :

Le sein est composé de lobules, de canaux galactophores et de tissu conjonctif. Chaque sein contient 15-20 systèmes de canaux indépendants.

2. Classification pathologique du cancer du sein :

1. Cancers non infiltrants : carcinome intracanalaire, carcinome papillaire de Paget, carcinome lobulaire in situ.
2. Cancers infiltrants : carcinome canalaire infiltrant, carcinome lobulaire infiltrant, carcinome papillaire, carcinome médullaire, etc.
3. Types spéciaux : cancer du sein inflammatoire, maladie de Paget du mamelon, tumeur phyllode, etc.

3. Manifestations échographiques du cancer du sein :

1. Masse hypoéchogène de forme irrégulière.
2. Croissance verticale (ratio hauteur/largeur > 1).
3. Bordures dentelées, halo hyperéchogène, ombre acoustique postérieure.
4. Microcalcifications intratumorales.
5. Dilatation et torsion des canaux galactophores.

6. **Doppler couleur :** Vascularisation abondante, avec artères nourricières visibles.

7. Hypertrophie anormale des ganglions lymphatiques axillaires.

4. Classification BI-RADS des lésions mammaires :

- Catégorie 0 : Informations insuffisantes, nécessite d'autres examens.
- Catégorie 1 : Aucune anomalie, suivi de routine.
- Catégorie 2 : Lésions bénignes.
- Catégorie 3 : Lésions probablement bénignes.
- Catégorie 4 : Lésions suspectes, subdivisées en 4A (2-10 % de risque), 4B (10-50 %), et 4C (50-94 %).
- Catégorie 5 : Forte suspicion de malignité (> 95 %).
- Catégorie 6 : Malignité confirmée par biopsie.

CHAPITRE 11

MALADIES VASCULAIRES

Section 1 : Embolie artérielle aiguë

1. Aperçu :

L'embolie artérielle aiguë est causée par des thrombus d'origine cardiaque ou par des plaques d'athérosclérose qui obstruent les artères, provoquant une ischémie dans les membres ou organes touchés.

2. Causes :

- Thrombus cardiaque (80-99 %), fibrillation auriculaire, infarctus du myocarde, maladies cardiaques rhumatismales.
- Thrombose artérielle due à des plaques ou à des anévrismes.
- Causes iatrogènes (interventions médicales).

3. Symptômes :

1. Douleur.
2. Membres pâles.
3. Engourdissement.
4. Troubles de la motricité.
5. Diminution ou disparition des pulsations artérielles.
6. Claudication intermittente et douleur au repos.
7. Douleur, sensation de constriction, engourdissement ou faiblesse après l'effort, avec soulagement après arrêt de l'activité.

4. Manifestations échographiques de l'embolie artérielle aiguë :

1. Le diamètre du vaisseau peut être normal ou élargi, avec une image d'écho faible ou très faible dans la lumière, pouvant flotter selon le cycle cardiaque.
2. Doppler couleur : En cas d'occlusion, le flux sanguin est interrompu ou absent dans la lumière, et une circulation collatérale peut se former. Le flux à la zone de sténose est accéléré ou ralenti, et après la sténose, il est caractérisé par un flux à faible vitesse et faible résistance.
3.

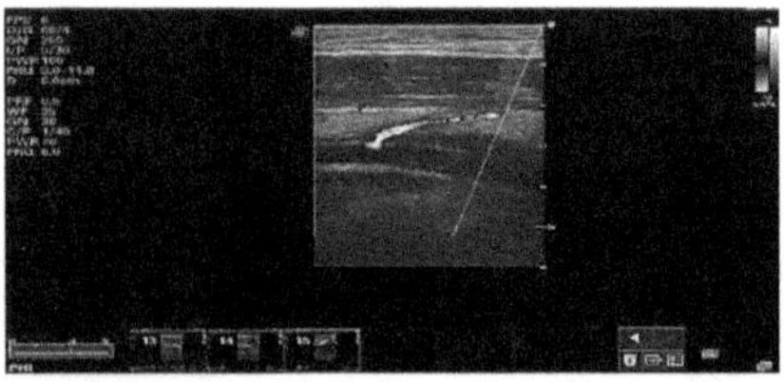

Figure 45 : Occlusion aiguë de l'artère fémorale superficielle et formation de vaisseaux collatéraux.

Section 2 : Anévrisme disséquant

1. Aperçu :

L'anévrisme disséquant se produit lorsqu'une déchirure de l'intima d'une artère permet au sang de s'infiltrer entre les couches de la paroi artérielle, provoquant une séparation et une propagation de la dissection. Il peut être traumatique ou spontané.

2. Causes :

Hypertension, facteurs génétiques, athérosclérose, syndrome de Marfan, infections, traumatismes, grossesse.

3. Symptômes :

Douleur soudaine en coup de couteau, choc, hypertension, confusion, engourdissement des membres, pouls affaibli.

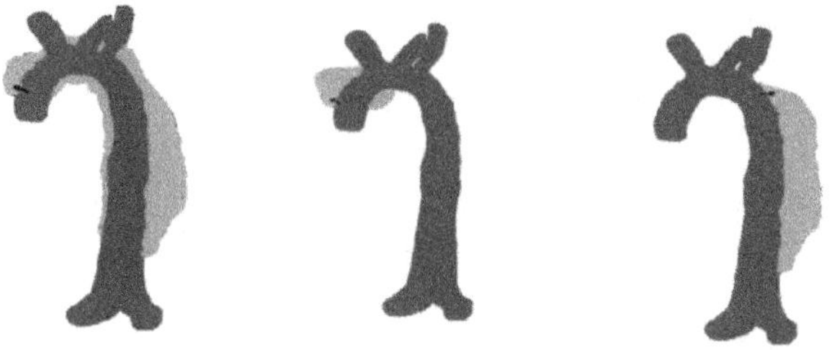

4. Types de dissection:

- Hématome intramural.
- Double lumière.
- Dilatation anévrismale.
- Valvule flottante.

5. Manifestations échographiques :

1. Le diamètre de l'artère est élargi, avec un écho visible d'un lambeau de déchirure de l'intima, séparant l'artère en une vraie lumière et une fausse lumière.
2. Le flux sanguin dans la vraie lumière est brillant et rapide, tandis que celui dans la fausse lumière est sombre et lent.
3. Pendant la systole, le flux sanguin passe de la vraie lumière à la fausse, et inversement pendant la diastole.
4. La fausse lumière est généralement plus large et peut contenir des thrombus.
5. Dans les cas graves, des thrombus dans la fausse lumière provoquent un rétrécissement ou une occlusion de la vraie lumière.

6. Classification de l'anévrisme disséquant de l'aorte (types DeBakey et Stanford) :

60%	10-15%	25-30%
DeBakey I	DeBakey II	DeBakey III
Stanford A (Proximal)		Stanford B (Distal)

Figure 46 : Schéma des classifications DeBakey et Stanford de la dissection aortique.

- **Type DeBakey I :** Déchirure dans l'aorte ascendante, impliquant l'aorte ascendante et descendante.
- **Type DeBakey II :** Déchirure limitée à l'aorte ascendante.
- **Type DeBakey III :** Déchirure au niveau de l'artère sous-clavière gauche, touchant l'aorte descendante (IIIa limitée à l'aorte thoracique descendante, IIIb impliquant également l'aorte abdominale).

Classification Stanford :

- **Type A :** Impliquant l'aorte ascendante.
- **Type B :** Impliquant uniquement l'aorte descendante.

Section 3 : Anévrisme artériel faux

1. Aperçu :

Les faux anévrismes sont causés par des ruptures de la paroi artérielle, souvent dues à un traumatisme ou une infection. Le sang s'accumule dans les tissus environnants, formant une cavité entourée de tissu cicatriciel.

2. Causes :

Traumatismes, lésions médicales, tumeurs, inflammation.

3. Symptômes cliniques des faux anévrismes :

1. Douleur et sensibilité localisées.
2. Masse pulsatile.
3. Ischémie des membres distaux.
4. Compression des tissus environnants.

4. Manifestations échographiques des faux anévrismes :

1. Structure anéchogène ronde ou ovale, avec ou sans thrombus échogène ou hypoéchogène sur les bords.

2. Formation d'un tunnel entre la rupture artérielle et la zone anéchogène, avec détection d'un flux sanguin artériel rapide.

3. Doppler couleur : présence de flux bidirectionnel à deux phases dans la masse, visible comme un "symbole Yin-Yang", avec un flux sanguin dans les deux sens pendant la systole et la diastole.

Section 4 : Fistule artério-veineuse

1. Aperçu :

Une fistule artério-veineuse est un passage anormal entre une artère et une veine adjacente, pouvant entraîner des changements hémodynamiques de divers degrés. L'échographie Doppler couleur permet de détecter un flux sanguin vif entre l'artère et la veine, avec un spectre de type artériel dans la veine.

2. Classification des fistules artério-veineuses :

- **Congénitale :** aussi appelée angiome en forme de lierre, en raison de la communication anormale entre artère et veine pendant le développement embryonnaire.
- **Acquise :** due à des blessures ou à des interventions médicales. Elle se divise en : type orifice, type canalaire et type anévrismatique.

3. Causes des fistules acquises :

Traumatisme, intervention médicale, tumeur, inflammation, maladie vasculaire.

4. Symptômes cliniques :

Gonflement local, douleur, engourdissement, faiblesse, ischémie distale, masse pulsatile, thrombus, varices, insuffisance cardiaque.

5. Manifestations échographiques :

- Connexion directe entre artère et veine.

- Pendant la systole, signal sanguin lumineux passe par la fistule, avec un spectre de faible résistance au côté artériel proximal et un spectre de haute résistance au côté distal.

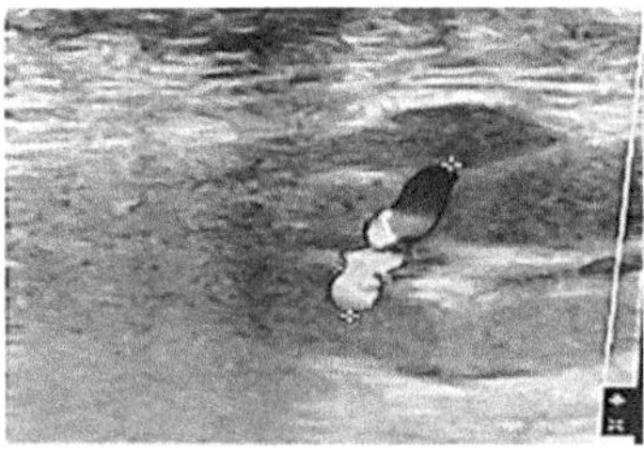

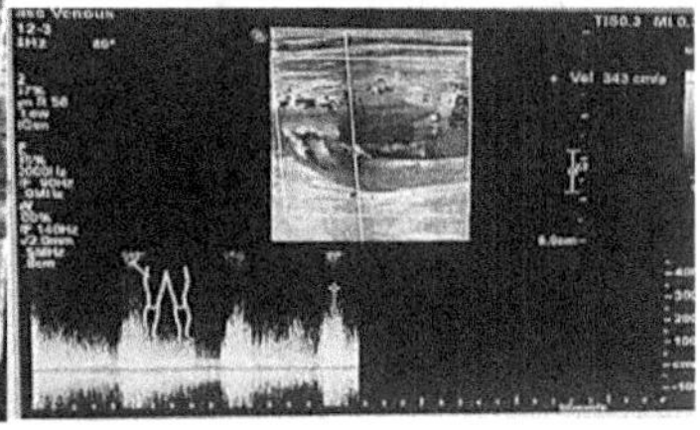

Figure 47 : Fistule artério-veineuse fémorale droite Figure 48 : Flux sanguin à haute vitesse dans la fistule fémorale droite

Section 5 : Syndrome de compression de la veine rénale gauche

1. Aperçu du syndrome de compression de la veine rénale gauche :

Aussi connu sous le nom de syndrome du piège à noix, il survient lorsque la veine rénale gauche est comprimée entre l'artère mésentérique supérieure et l'aorte abdominale, ou entre l'aorte et la colonne vertébrale, provoquant des symptômes cliniques tels que l'hématurie, la protéinurie et la douleur dans la région lombaire gauche. Le phénomène du piège à noix indique une compression de la veine rénale gauche sans symptômes cliniques.

2. Classification :

- Type antérieur
- Type postérieur
- Type antéro-postérieur

3. Symptômes cliniques :

- Hématurie non glomérulaire (plus fréquente sous forme microscopique)
- Protéinurie posturale
- Douleurs pelviennes et latérales
- Varices des veines gonadiques
- Congestion rénale et pelvienne réactive
- Thrombose de la veine rénale

4. Manifestations échographiques :

- Angle de l'artère mésentérique supérieure (normal : 40°-60°) : <40° en position couchée, <21° en position debout indique une anomalie
- Rapport entre le diamètre maximal de la veine rénale gauche et la zone comprimée : >3x
- Rapport de la vitesse sanguine entre la zone comprimée (>110 cm/s) et la zone dilatée (<15 cm/s) : 5:1

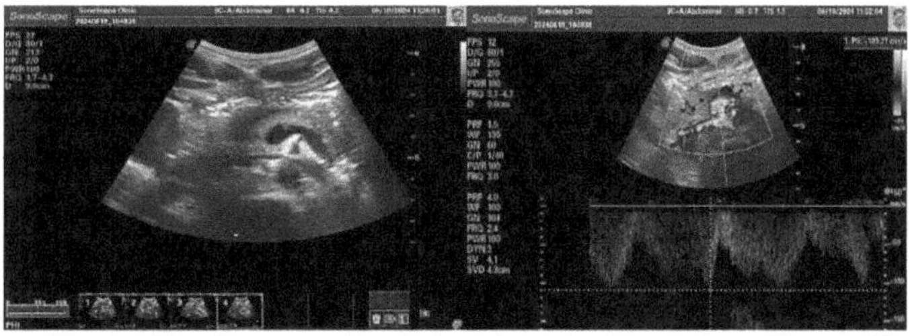

Figure 49 : Compression de la veine rénale gauche Figure 50 : Signal de flux sanguin à haute vitesse à la zone de sténose

Section 6 : Anévrisme

1. Aperçu des anévrismes :

Un anévrisme est une dilatation locale ou diffuse de la paroi artérielle en raison de lésions ou de maladies, manifestant une masse pulsatile et expansible. Comparée à une paroi artérielle normale, la paroi de l'anévrisme est plus fine et irrégulière, ce qui facilite sa rupture et entraîne des saignements, mettant la vie en danger.

2. Causes de formation des anévrismes :

- Athérosclérose
- Hypertension
- Syphilis
- Infections
- Traumatismes
- Maladies congénitales
- Tumeurs

3. Groupes à risque élevé :

- Âge
- Hypertension
- Hyperlipidémie
- Diabète
- Tabagisme
- Hérédité

4. Classification des anévrismes :

- Anévrisme sacculaire
- Anévrisme fusiforme
- Anévrisme dissection (paroi)
- Anévrisme en forme de bateaux
- Anévrisme irrégulier

5. Classification selon la localisation :

- Anévrisme cérébral
- Anévrisme de l'aorte
- Anévrisme des artères viscérales
- Anévrisme des artères périphériques

Section 7 : Anévrisme de l'aorte abdominale

1. Aperçu de l'anévrisme de l'aorte abdominale :

L'anévrisme de l'aorte abdominale se caractérise par une rupture de la paroi interne et moyenne de l'aorte, entraînant une expansion locale sous pression, généralement sous forme de dilatation fusiforme ou sacculaire, avec des irrégularités de la paroi, des plaques et des thromboses attachées.

2. Causes courantes de l'anévrisme de l'aorte abdominale :

- Anomalies de la paroi artérielle congénitales
- Hypertension
- Athérosclérose
- Traumatismes
- Infections

3. Manifestations cliniques :

- Masse pulsatile douloureuse
- Embolie à distance
- Douleur dans la région pelvienne ou latérale
- Rupture fatale

4. Valeurs normales de l'aorte abdominale :

1. Le diamètre moyen de l'aorte abdominale est de 1,5 à 2,5 cm.
2. Segment proximal de l'aorte abdominale (au-dessus de l'artère mésentérique supérieure) : diamètre de 1,1 à 2,8 cm (généralement inférieur à 3,0 cm).
3. Segment médian de l'aorte abdominale (entre l'artère mésentérique supérieure et le niveau des artères rénales) : diamètre de 1,1 à 2,5 cm (généralement inférieur à 2,5 cm).
4. Segment distal de l'aorte abdominale (des artères rénales à la bifurcation des vaisseaux iliaques) : généralement inférieur à 2,0 cm.

5. Classification des anévrismes de l'aorte abdominale :

1. Anévrisme de petite taille : $< 4,0$ cm.
2. Anévrisme de taille moyenne : 4,0 à 5,5 cm.
3. Grand anévrisme : $> 5,5$ cm.
4. Anévrisme géant : $\geq 6,0$ cm.

6. Classification des anévrismes de l'aorte abdominale selon le niveau des artères rénales :

1. Au-dessus des artères rénales.
2. Dans les 1,5 cm des artères rénales.
3. En dessous des artères rénales.

7. Diagnostic échographique :

1. Diamètre extérieur accru de plus de 1,5 fois par rapport au segment adjacent.
2. Diamètre > 3,0 cm.
3. Changement de paroi (plaque, thrombus).
4. Doppler couleur : flux turbulent.
5. Doppler pulsé : vitesse de flux sanguin faible en aval.

Section 8 : Fistules artério-veineuses pour hémodialyse :

1. Vue d'ensemble de l'hémodialyse :
L'hémodialyse consiste à extraire le sang du patient, à le faire passer à travers un dialyseur qui filtre les toxines et l'excès d'eau, puis à réinjecter le sang purifié dans le corps.

2. Fistule artério-veineuse pour la dialyse :
Une fistule est créée en connectant une artère à une veine de l'avant-bras, permettant ainsi une circulation sanguine suffisante pour la dialyse.

3. Trajectoire de ponction pour la dialyse :
Deux aiguilles sont utilisées : l'une pour aspirer le sang et l'autre pour le réinjecter après traitement.

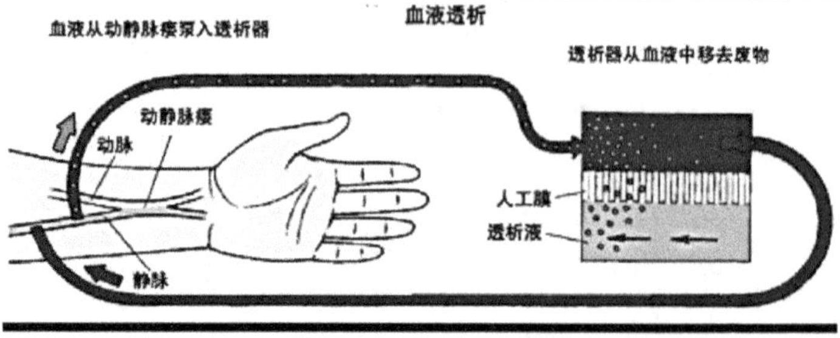

Figure 51 : Trajectoire de ponction pour la dialyse.

4.Types courants de fistules internes :

1. Anastomose termino-latérale entre l'artère radiale et la veine céphalique : Cela implique de connecter une extrémité de l'artère à un côté de la veine.

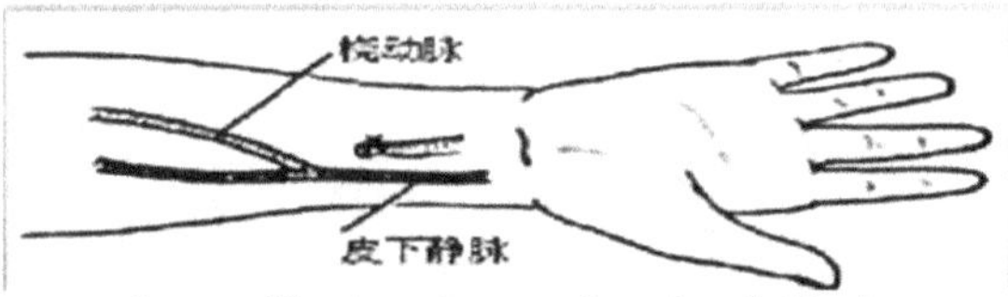

Image 52 : Anastomose termino-latérale

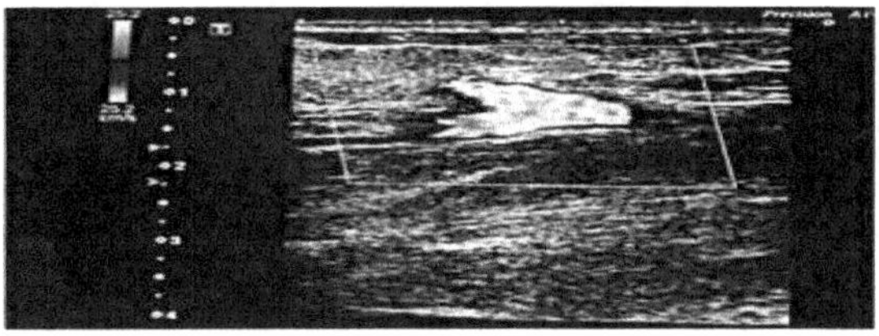

Image 53 : Anastomose termino-latérale

2. Anastomose termino-terminale :

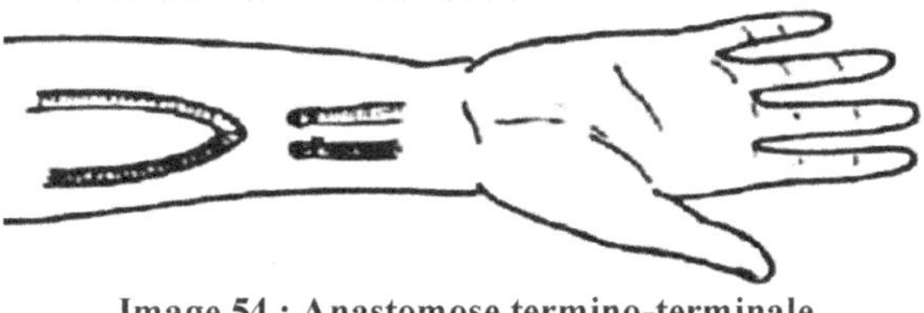

Image 54 : Anastomose termino-terminale

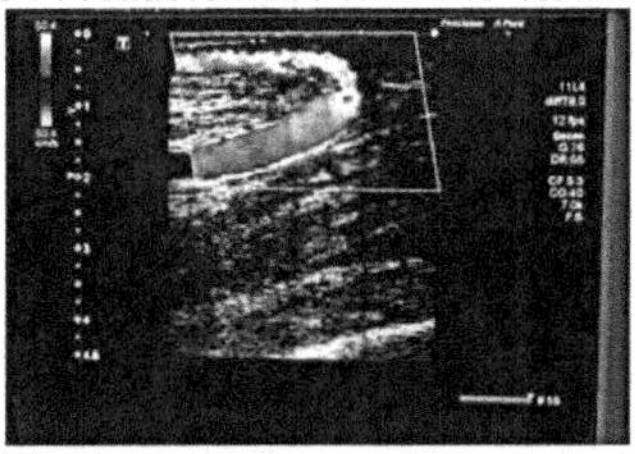

Image 55 : Anastomose termino-terminale

3. Anastomose latéro-latérale : Les côtés de l'artère et de la veine sont reliés l'un à l'autre.

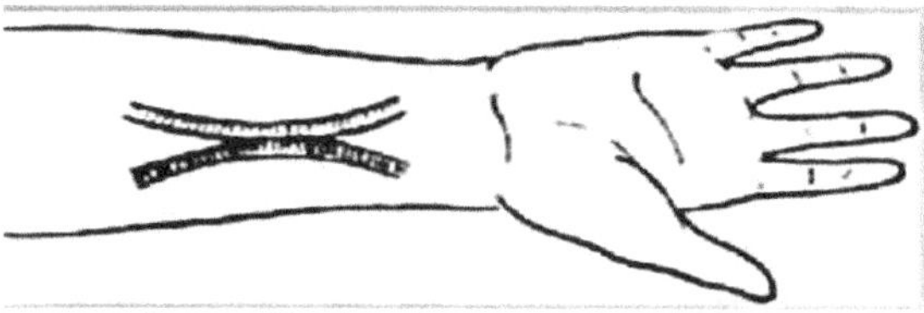

Image 56 : Anastomose latéro-latérale

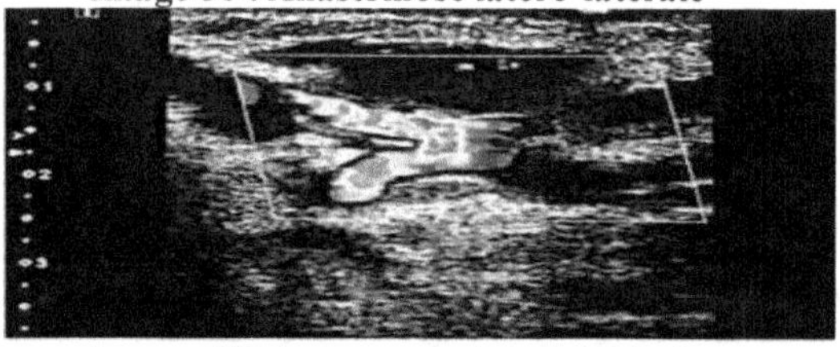

Image 57 : Anastomose latéro-latérale

5. Choix des vaisseaux pour la fistule artério-veineuse du membre supérieur :

1. Fistule céphalique-radiale
2. Fistule médiane cubitale-brachiale
3. Fistule basilique-brachiale

Principes d'établissement des fistules artério-veineuses :

1. Privilégier les fistules artério-veineuses autologues
2. Préférer le membre non dominant
3. De distal à proximal : avant-bras → bras → membres inférieurs

Caractéristiques de la fistule artério-veineuse normale :

- Diamètre de l'anastomose : 0,3-0,5 cm
- Vitesse du flux sanguin : 300-650 cm/s
- Diamètre de la veine superficielle : 0,3 cm
- Diamètre de l'artère : 0,2 cm

Conditions pour la fistule :

- Diamètre artériel ≥ 0,2 cm
- Diamètre de la veine superficielle ≥ 0,25 cm

Temps d'évaluation et de maturation :

- Évaluation par échographie 4 semaines après l'opération
- Maturation complète : environ 6-8 semaines

Consensus des experts sur l'accès vasculaire :

- Diamètre de la veine dans la fistule : 0,5 cm
- Débit sanguin dans la fistule : 600 ml/min

- Profondeur sous-cutanée de la fistule < 0,6 cm

Complications des fistules artério-veineuses :

1. Sténose de l'anastomose
2. Thrombose et occlusion de l'anastomose
3. Sténose de la veine de drainage
4. Thrombose de la veine de drainage
5. Dilatation anévrysmale de la veine de drainage
6. Pseudo-anévrisme
7. Vol vasculaire (vol de sang).

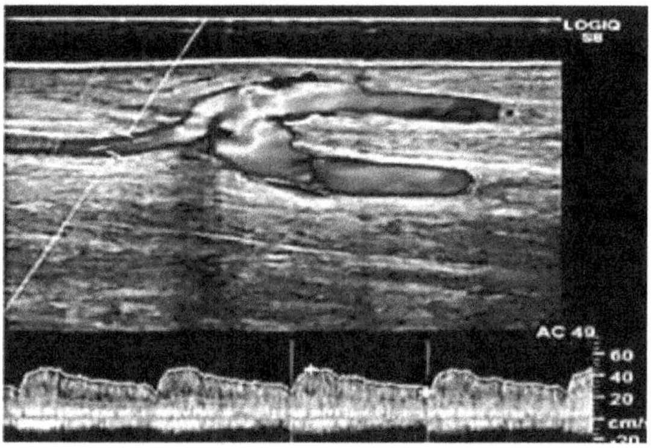

Image 58: Spectre artériel normal dans une fistule artério-veineuse.

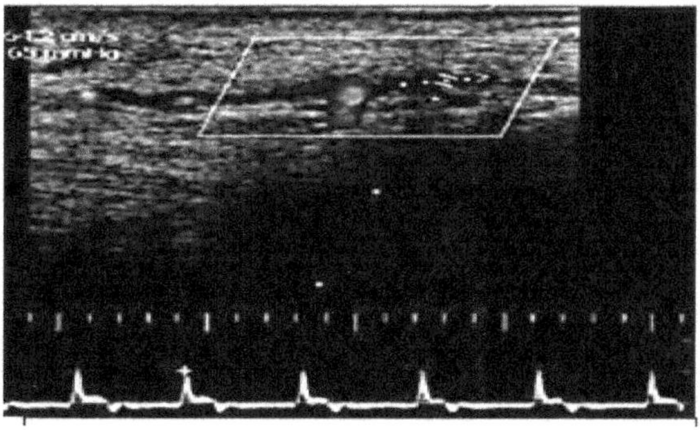

Image 59: Syndrome de vol partiel associé à une fistule artério-veineuse.

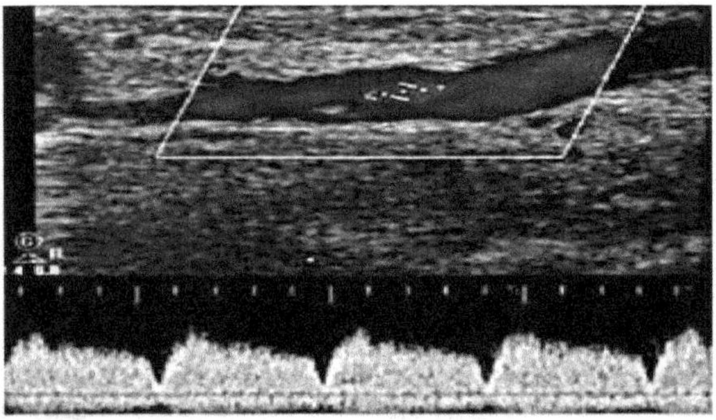

Image 60: Syndrome de vol complet associé à une fistule artério-veineuse.

Référence

1.TSOCHATZIS EA, BOSCH J, BURROUGHS AK. Liver cirrhosis. Lancet, 2014, 383(9930): 1749-1761.

2.Chinese Society of Hepatology, Chinese Medical Association. Chinese guidelines on the management of liver cirrhosis. J Clin Hepatol, 2019, 35(11): 2408-2425. (in Chinese)

3.Ma Shaozeng, Fu Xiaochun, Peng Xu. Corrélation entre les paramètres échographiques du flux sanguin et les stades pathologiques ainsi que le pronostic chez les patientes atteintes de cancer de l'endomètre. *Journal Pratique du Cancer*, 2022, 02:334-337.

Remarque : Les images des chapitres sur la cirrhose du foie, le cholangiocarcinome intra-hépatique, le cholangiocarcinome hilaire, la varicocèle et l'appendicite aiguë, ainsi que la fistule artério-veineuse, proviennent d'Internet.

第一章 肝脏疾病

第一节　肝破裂

一、概述：

肝破裂分自发性和创伤性两种，自发性破裂是指无明确的外伤史而发生的破裂，创伤性破裂则是由腹部外伤所引起。

二、　　　临床表现：

1、 腹部疼痛

2、 失血性休克

三、肝损伤三种类型：

I 型：**肝包膜下血肿，**即肝表面破裂，包膜完整，血肿位于包膜与实质之间。

II 型：**肝中央性破裂，**肝实质的中央部分损伤破裂，肝包膜及浅层肝实质仍完整，常伴有肝血管和胆管的断裂，形成较大的肝内血肿和胆汁潴留，压迫周围肝组织造成广泛坏死。

III 型：**肝真性破裂，**是指肝实质及肝包膜同时破裂，血液和胆汁进入腹膜腔，导致腹腔积血或胆汁性腹膜炎。

四、肝破裂的超声表现：

I 型：**肝表面破裂超声表现：**肝包膜略向外突起，包膜下探及梭形无回声区，其后缘可压迫肝实质，无腹腔积血。

II 型：**肝中央性破裂超声表现：** 不规则低回声或强回声区，分布不均匀，边界尚清楚，尚无腹腔积液或仅在肝肾间隙探及少量积血。

III 型：**肝真性破裂超声表现：肝包膜回声中断，肝实质探及片状非均质回声**区，可见非均质区自肝实质中央延伸至包膜下，此型肝肾间隙、腹盆腔内探及积血。

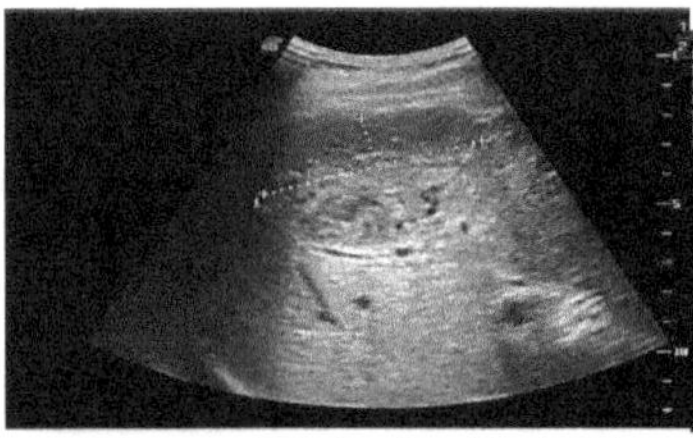

图 1：肝中央型破裂 35 天

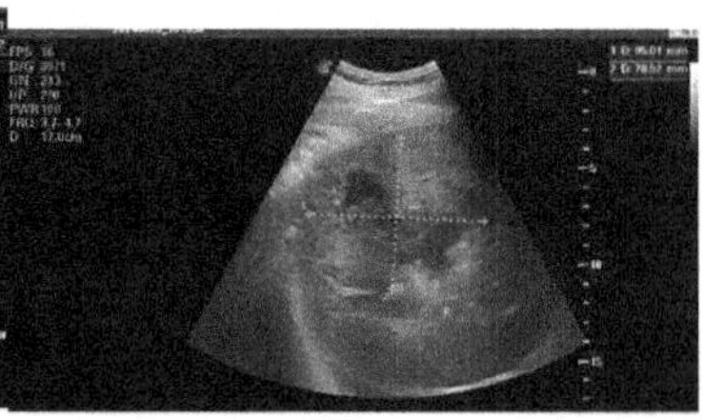

图 2：肝中央性破裂

第二节 肝脓肿

一、肝脓肿概述：

肝脓肿是致病菌通过胆道、肝动脉、门静脉、临近脏器直接蔓延等途径侵入肝脏，并在其中繁殖，破坏溶解肝组织后，连同机体白细胞、网状内皮系统的参与、死亡、分解、渗液等过程，引起肝内局灶性、化脓性病变，是临床上常见的消化系统感染性疾病之一。常见病原菌包括细菌、真菌、阿米巴,其中多种细菌感染性肝脓肿最常见，占肝脓肿发病率的 80%。

二、肝脓肿临床表现：

1、发热、寒战。

2、右上腹痛。

3、白细胞、C-反应蛋白等炎症指标升高。

4、消化道及全身症状：乏力、食欲不振、恶心呕吐等。

三、肝脓肿感染途径：

1、胆源性感染。

2、门静脉感染。

3、血流播散感染。

4、直接肝脏感染。

5、隐源性感染。

四、肝脓肿超声表现：

肝脓肿的病程分早期、进展期、典型脓肿形成期、脓肿吸收期，不同时期有不同的超声表现。

1、脓肿早期：

早期脓肿尚未液化，声像图表现为局部低弱回声区，周边常有稍高回声环绕，形态不规则，边界模糊不清，彩色多普勒超声显示病灶内部及周边可见点状或条状彩色血流信号，脉冲多普勒可探及动脉低阻力频谱指数。

2、脓肿进展期：

脓肿部分开始液化，液化不全，声像图液化区呈无回声，也可为蜂窝状结构，周围可出现较宽的高回声带或低回声晕环，脓肿边缘不光滑，彩色多普勒显示液化区无血流信号，未液化区可探及点、条状血流信号，脉冲多普勒可探及低阻力动脉频谱指数。

3、脓肿形成期：

典型脓肿形成期脓肿轮廓清晰，液化范围广，呈无回声区，其内有点状或斑块状强回声，脓肿壁常较厚，内壁不光滑，呈“虫蚀状”，脓肿后壁和后方回声增强。若合并产气型细菌感染，还可见气体强回声。当脓汁粘稠而分布均匀时，内部呈均匀低回声，与肝内实质性占位病灶相似。彩色多普勒未液化区可探及点、条状动脉血流信号，频谱多普勒多为动脉低阻力频谱指数。

4、脓肿吸收期：

脓腔可逐渐缩小甚至闭合，呈边界不清的低或高回声区，回声逐渐与周围正常肝实质一致，彩色多普勒：肝局部血流信号逐渐恢复。

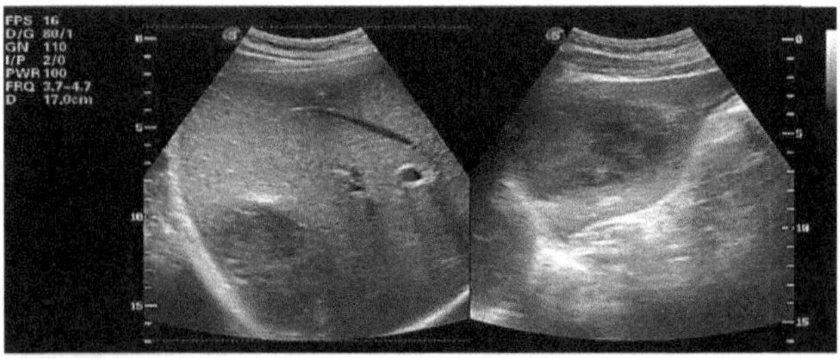

图 3：肝右叶 、左外叶脓肿进展期

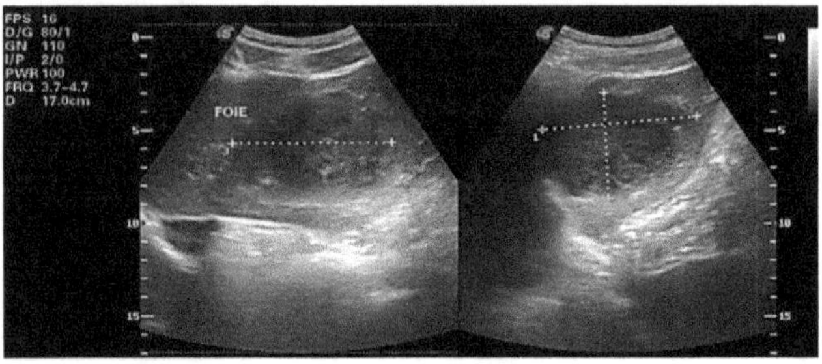

图 4：肝脓肿进展期

第三节 肝 硬 化

一、肝硬化概述：

肝硬化是各种慢性肝损伤机制导致的炎症坏死、纤维化及假小叶形成，因肝实质细胞减少、结构塌陷和血管变形扭曲导致肝脏储备功能受损和门静脉高压等临床表现[1-2]。

二、肝硬化病因：

1、病毒肝炎性肝硬化

2、酒精性肝硬化

3、遗传代谢性肝硬化

4、胆汁淤积性肝硬化

5、肝静脉回流受阻性肝硬化

6、血吸虫性肝硬化

7、自身免疫性肝硬化

8、毒物和药物性肝硬化

9、营养不良性肝硬化

10、隐源性肝硬化等

三、肝硬化发病机制：

肝硬化的病理演变过程包括四个方面：

1、各种致病因素的作用使肝细胞广泛的变性坏死，肝小叶的纤维支架塌陷。

2、残存的肝细胞不沿原支架排列再生，形成不规则结节状的肝细胞团（再生结节）。

3、各种细胞因子促进纤维化的产生，自汇管区-汇管区或自汇管区-肝小叶中央静脉延伸扩展，形成纤维间隔。

4、增生的纤维组织使汇管区-汇管区或自汇管区-肝小叶中央静脉之间纤维间隔相互连接，包绕再生结节或将残留的肝小叶重新分隔成假小叶，形成典型的肝硬化形态学改变。

四、肝硬化临床表现：

1、代偿期：无特异性，偶有乏力、食欲减退、腹胀不适。

2、失代偿期：

（1）全身症状：乏力、消瘦、面色晦暗，尿少、下肢水肿。

（2）消化道症状：食欲减退、腹胀、胃肠功能紊乱、吸收不良综合征，肝源性糖尿病，可出现多尿、多食等症状。

（3）出血倾向及贫血：齿龈出血、鼻衄、紫癜、贫血。

（4）内分泌障碍：蜘蛛痣、肝掌、皮肤色素沉着、女性月经失调、男性乳房发育、腮腺肿大。

（5）低蛋白血症：双下肢水肿、尿少、腹腔积液、肝源性胸腔积液。

（6）门脉高压：脾大、脾功能亢进、门脉侧支循环建立、食管-胃底静脉曲张，腹壁静脉曲张。

五、肝硬化超声表现：

1、肝脏形态、轮廓的变化：

（1）肝脏形态失常，表面不光整，边缘变钝，被膜呈锯齿状。肝右叶及左内叶萎缩，尾状叶及左外叶肥大。

2、肝实质回声的变化：

（1）肝实质回声弥漫性增强、增粗，分布不均质，呈“鱼鳞状”或“网格状” 。

（2）再生结节明显时，肝内可见大小不等的圆形或类圆形稍高回声或低回声结节样， 大小 0.1-0.5cm。

3、肝内管道结构的变化：

（1）肝静脉：主干变细，分支狭窄，弯曲的不规则状、粗细不一，走向僵直，甚至闭塞，可呈双向流动，可合并血栓形成。

彩色多普勒：显示肝静脉内血流走向较僵直，可呈双向流动，频谱可呈两相波或单相波。

（2）门静脉：门静脉回流受阻，增宽，可呈门静脉“海绵样”变，直径可达 1.3-1.5cm。脾静脉增宽、肠系膜上静脉增宽。

彩色多普勒：门静脉内血流速度减低，峰值流速低于 15～20cm/s，可呈双向血流。并发门静脉血栓时，血栓处无血流信号。

（3）肝动脉：门静脉高压时，肝动脉内径增宽，0.3～0.5cm 多见，肝动脉代偿性血流增加，流速增高，肝动脉与门静脉吻合支沟通。

彩色多普勒：肝动脉血流速度＞20cm/s（正常峰值流速为 20cm/s 左右）。

4、门静脉高压征象：

（1）门静脉增宽：门静脉主干内径＞13mm。彩色多普勒：门静脉内血流速度减低，流速低于 15～20cm/s，可呈双向血流。并发门静脉血栓时，血栓处无血流信号。

（2）脐静脉重新开放：是肝内型门静脉高压的重要依据。重新开放的脐静脉位于肝左内、外叶之间的肝圆韧带内，自门静脉左支囊部延向腹壁。彩色多普勒：门静脉左支彩色条状管道沿肝圆韧带方向一直通向肝表面，并穿过肝包膜及肌层至腹壁。

（3）脾脏肿大，脾静脉增宽，内径>0.10cm；肠系膜上静脉扩张，内径>0.7cm。

（4）有时可见曲张的胃左静脉（内径＞0.5cm）。

（5）腹腔积液。

5、其他征象：

胆囊壁水肿、增厚，呈“双边”征。胆囊表现可能因肝纤维化血管萎缩，胆囊静脉回流受阻，胆囊静脉压增高，肝功能障碍血浆蛋白减低有关。

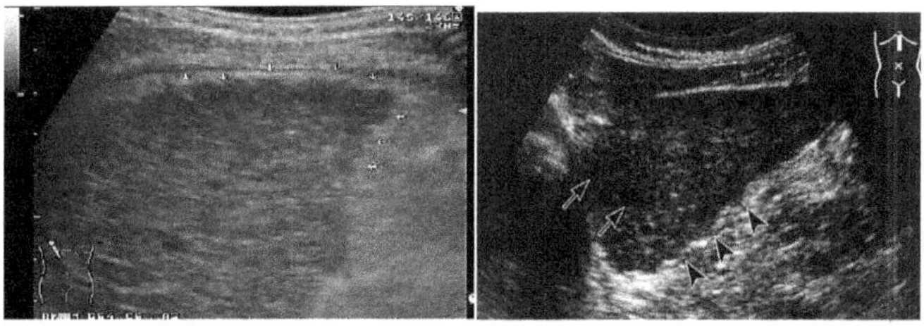

图 5：肝硬化，肝表面不平整，呈锯齿状；肝硬化，肝内典型的增生结节

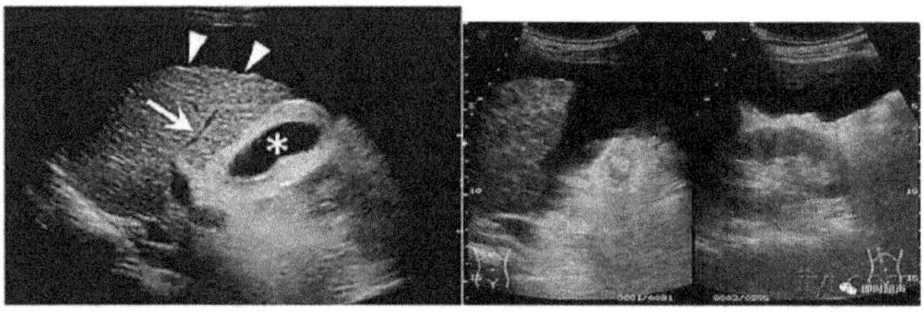

图 6：肝硬化，肝萎缩，肝包膜呈锯齿状，肝静脉变细，胆囊壁水肿，肝前腹水

第四节 附脐静脉开放

一、附脐静脉解剖：

门静脉高压时，肝圆韧带可开放再通，门静脉血经附脐静脉流到脐周腹壁浅静脉网，与体循环的静脉相交通，形成脐周静脉曲张，由脐向四周辐射，称“海蛇头”征。

二、脐周静脉曲张：

附脐静脉开放表现为肝圆韧带为无回声，内径 0.3-1.0cm，从门脉左支囊部延伸至腹壁，与体循环的脐周腹壁浅静脉网相交通，形成脐周静脉曲张，由脐向四周辐射，导致“海蛇头”征出现。

三、附脐静脉开放意义：

1、附脐静脉开放作为肝硬化门静脉压力升高的一种代偿表现，更可能代表肝功能的恶化，不具备减少食管静脉曲张发生出血的可能。

2、附脐静脉开放减少了肝内有效灌注血流量，引起血流直接分流入体循环，更易导致肝性脑病等并发症的发生。

3、临床如遇食管静脉曲张伴附脐静脉开放的患者，不仅需要结合肝功能分级综合评估食管静脉曲张发生出血的风险，还要注意肝性脑病等并发症的预防。

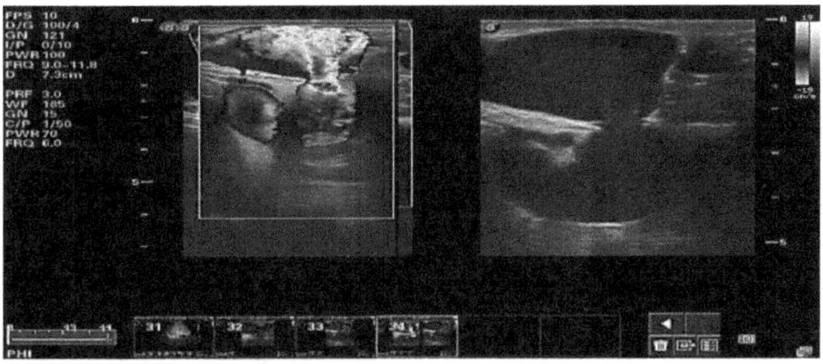

图 7：附脐静脉开放，内径增宽

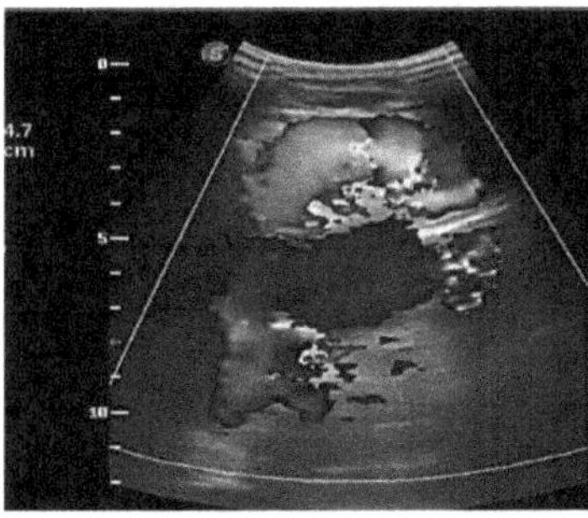

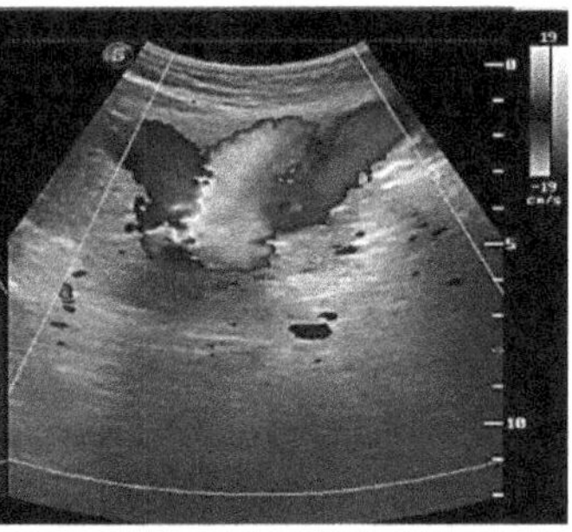

图 8：附脐静脉开放　　图 9：腹壁浅表静脉扩张

第五节 肝癌

一、肝癌概述：

肝癌分为原发性肝癌和继发性肝癌两大类。其中，原发性肝癌主要分为是指肝细胞肝癌和肝内胆管性肝癌和混合型肝癌；继发性肝癌又称转移性肝癌，指身体其他器官起源的恶性肿瘤扩散或转移到肝脏。

二、肝癌病理分型：

1、巨块型肝细胞癌：肿瘤直径达 10.0cm 以上

2、结节型肝细胞型：肿瘤直径小于 5.0cm

3、弥漫性肝细胞癌：癌性结节弥漫分布，直径小于 1.0cm

三、肝癌临床体征和临床表现：

1、肝区不适，腹胀、上腹部包块及食欲减退。

2、晚期进行性消瘦、腹胀、黄疸及腹水。

3、实验室检查：甲胎血清蛋白升高。

四、原发性肝癌的超声表现：

1、原发性肝癌超声直接征象：

（1）包膜:完整或不完整。

（2）内部回声：低回声、高回声、等回声、混合回声。

（3）圆形/类圆形。

（4）边界清晰/不清晰。

（5）“镶嵌征”，“结中结征”原发性肝癌肿块内出现极细的带状分隔，把肿瘤分隔成地图状，纤维结缔组织包绕。

（6）后方回声轻度增强。

（7）血流情况：线状、树枝状丰富血流，高速高阻（阻力指数≥0.6）。

2、原发性肝癌超声间接征象：

（1）原发肿瘤周围出现出现小结节。

（2）肿瘤压迫血管，造成血管变细、绕行、截断。

（3）肝癌伴肝静脉、门静脉、下腔静脉癌栓时，管腔增宽，内可见低回声。

（4）肝癌伴淋巴结转移：肝门处、腹主动脉旁、锁骨上窝出现肿大淋巴结。

（5）晚期肝癌患者出现腹水、胸水。

（6）压迫肝管引起肝内胆管扩张

（7）伴或不伴有肝脏弥漫性病变、肝硬化。

五、肝癌超声声像图五大特征：

1、膨胀性生长

2、多形性

3、多变性

4、生长迅速

5、常伴有肝硬化

六、转移性肝癌：

1、低/高回声肿瘤。

2、有较宽的晕环称为“牛眼征”、“靶环征”、“葡萄征”。

3、分叶状或菜花状。

4、等回声中心无回声肿瘤。

5、CDFI：可见少量血流信号。

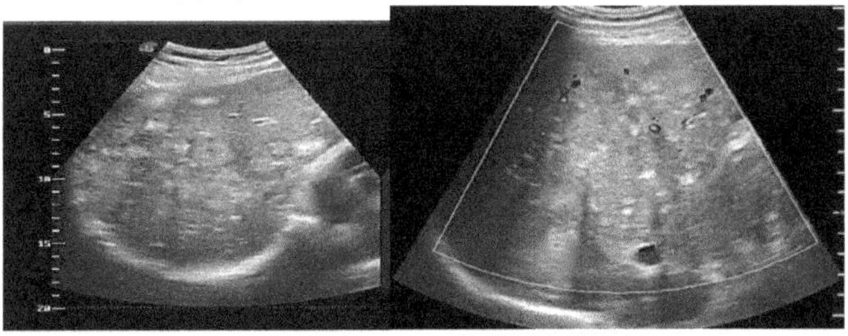

图 10：弥漫性肝癌

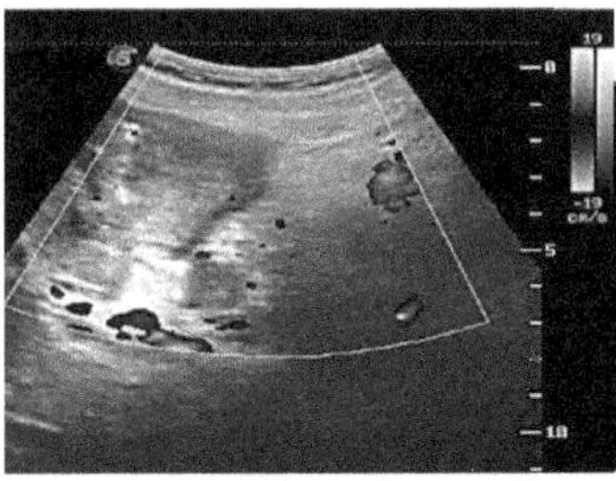

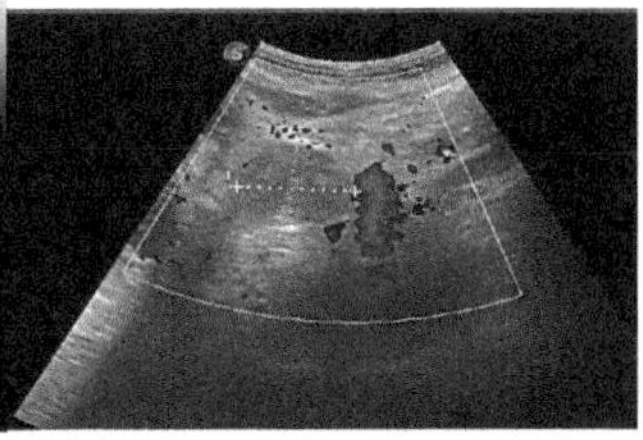

图 11：肝癌肝门部淋巴结转移　图 12：肝癌腹膜后淋巴结转移

第六节 胆管细胞癌

一、胆管细胞癌概述：

起源于胆管上皮，原发于左右肝管汇合部至胆总管下端的肝内外胆管的恶性肿瘤，可发生胆管的任何位置。大多数为腺癌，恶性程度高，预后差。

二、胆管细胞癌的危险因素：

1、年龄。

2、感染，慢性炎症。

3、酒精性肝病。

4、糖尿病。

5、肥胖。

6、吸烟。

7、酗酒。

三、胆管细胞癌的临床表现：

1、黄疸。

2、右上腹不适、胀痛，食欲不振、消瘦。

3、皮肤瘙痒，大便陶土色等症状。

4、肿瘤标志物 CA199、CEA 和 CA125 升高。

四、胆管细胞癌的分型：

1、肝内胆管细胞癌

2、肝门部胆管细胞癌

3、远端胆管细胞癌

五、肝内胆管细胞癌分型：

1、肿块型： 肝内表现为实质性肿块。

2、管周浸润型：沿胆管系统和门静脉系统弥漫性浸润，导致胆管狭窄和周围胆管扩张。

3、管内生长型：乳头状、息肉状或颗粒状生长，沿胆管蔓延。

六、肝内胆管癌超声表现：

1、肿块型肝内低或高回声不均质肿物，边界不清、形态不规则，需要与原发性肝癌鉴别。

2、肿物侵犯胆管壁致管壁明显增厚，管腔狭窄或截断。

3、肝内囊实性肿物，单房或多房，近端或远端胆管扩张。

4、彩色多普勒：肿物内少量或无明显血流信号，呈高阻动脉血流信号。

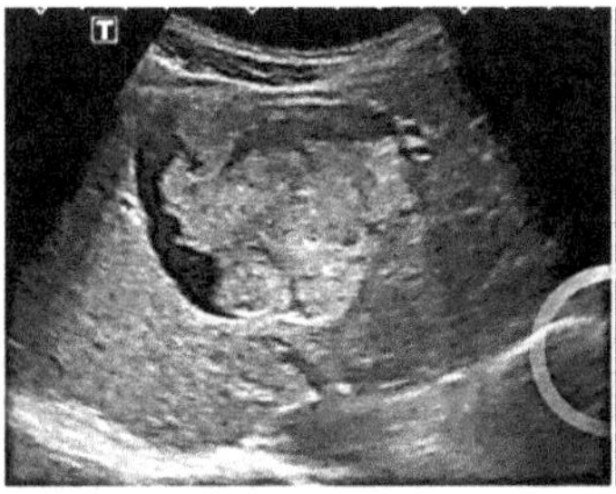

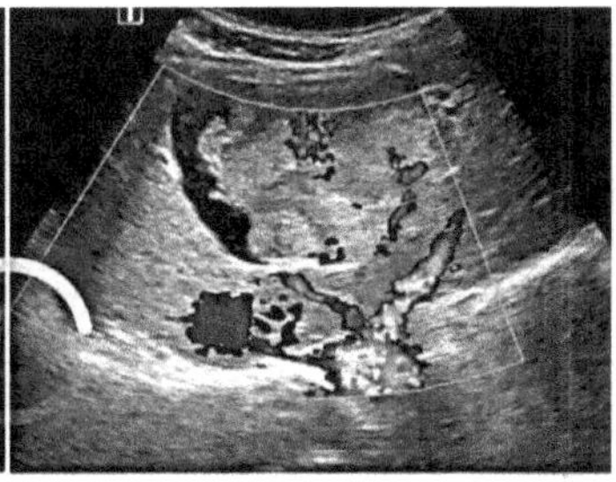

图 13：肝内胆管癌　　　　　图 14：肝内胆管癌血流

七、肝门部胆管细胞癌超声表现：

1、肝门部可探及低回声、等回声或稍强回声肿物。

2、边界不清。

3、肝内胆管扩张，与扩张的胆管行成“蝴蝶征”或“蜘蛛征”。

4、彩色多普勒：可见少量或无明显血流信号。

八、远端胆管细胞癌分型及超声表现：

1、乳头型：胆总管中下段内探及乳头状肿块，多呈等回声，边缘不光整，与胆管分界不清。

2、截断型：扩张的胆总管骤然被截断，肿块多呈等回声，与管壁分界不清。

3、硬化型：管壁不规则型增厚，管腔不规则狭窄或逐渐狭窄、闭塞。彩色多普勒：肿块内或增厚的胆管壁内探及血流信号。

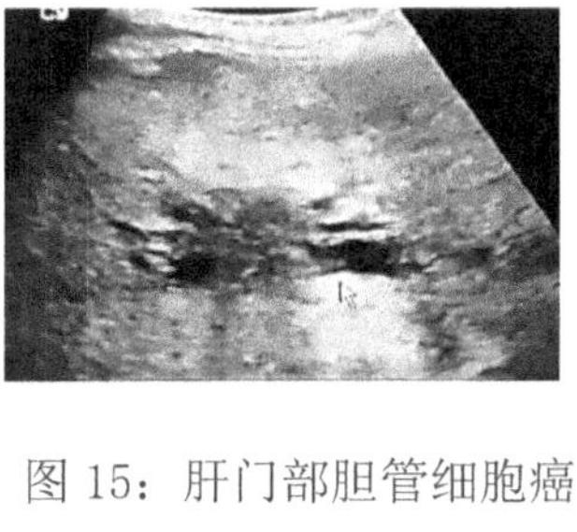

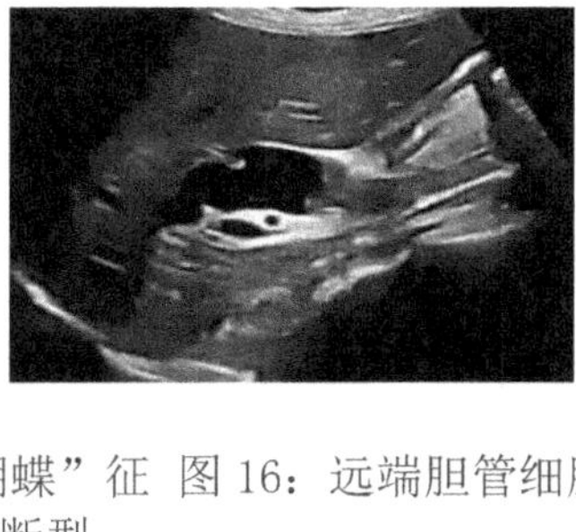

图 15：肝门部胆管细胞癌“蝴蝶”征　图 16：远端胆管细胞癌截断型

第二章 胰腺癌

一、胰腺癌概述：

消化系统常见恶性肿瘤之一，多见于40岁以上男性。胰腺癌好发于胰头部，约占3/4，发生于胰体尾部约占1/4。

二、胰腺癌危险因素：

1、长期吸烟。

2、高龄。

3、高脂饮食。

4、体质指数超标。

4、慢性胰腺炎伴发糖尿病。

5、家族遗传。

三、胰腺癌临床症状：

1、早期临床症状往往不典型。

2、病情进展出现轻微的上腹痛、腹胀、腹泻和消化不良。

3、食欲不振、消瘦 和乏力。

5、梗阻性黄疸。

6、其他症状：低热，血糖异常。

7、晚期肝转移发生率高、淋巴结转移、门静脉癌栓、腹水。

四、胰腺癌超声表现：

1、胰腺局限性肿大，内可见低回声肿物。

2、轮廓不规则，边界不清晰，肿瘤可向周围组织呈“蟹足样”浸润，较大肿瘤中心伴有液化，较小的肿瘤多为均匀低回声。

3、胰管扩张：**胰头或胰体癌肿时，远端主胰管扩张，压迫胆管时，胆总管、左右肝管时，表现为肝内胆管扩张，胆囊增大。**

4、彩色多普勒：病变组织内及周边可见少量血流信号。

5、胰腺癌压迫周围脏器及血管：胰头癌向后挤压下腔静脉使其变窄；胰颈癌可使门静脉，肠系膜上静脉受压移位；胰体尾部癌可压迫胃、脾、左肾静脉和及脾静脉移位。

6、晚期胰腺癌，肝内出现转移性肿瘤，胰腺周围、肝门、脾门、肠系膜上动脉和下腔静脉、腹主动脉周围出现转移性肿大淋巴结及腹水。

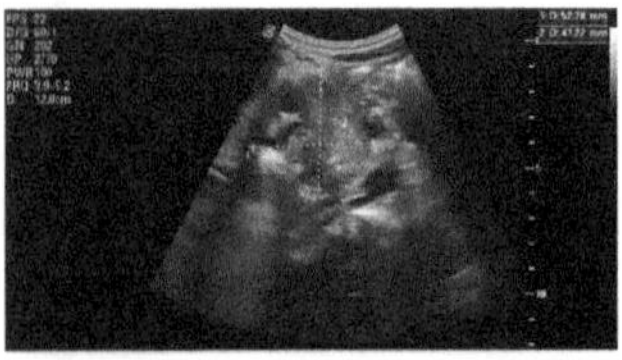

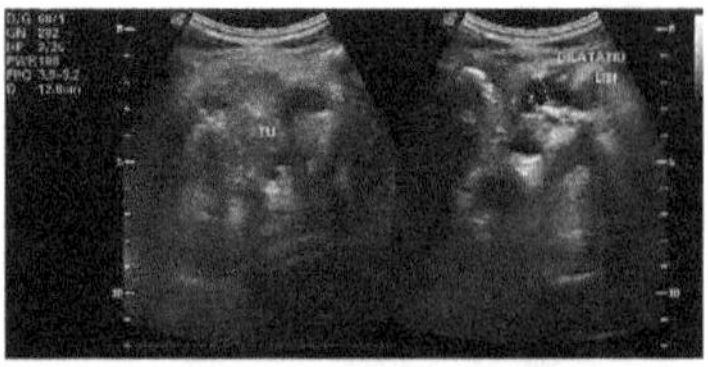

图 17：胰头部肿瘤　　　　　　图 18：胰头部
肿瘤，主胰管扩张并结石

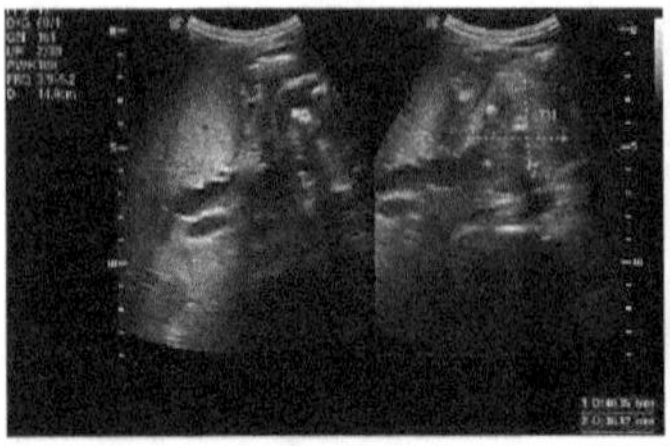

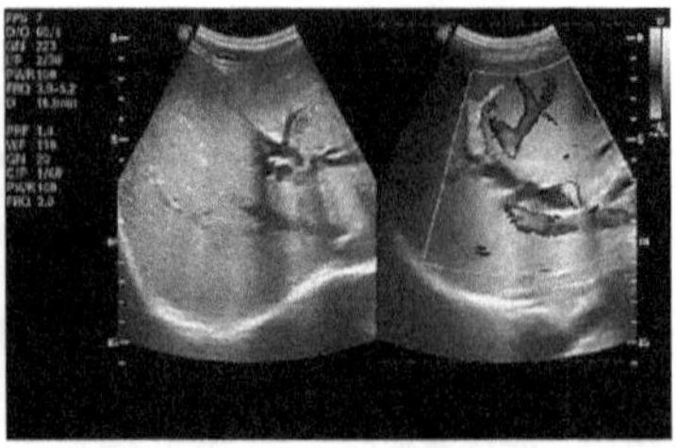

图 19：胰头部肿瘤，胆总管扩张　　　图 20：胰头
部肿瘤肝内胆管扩张

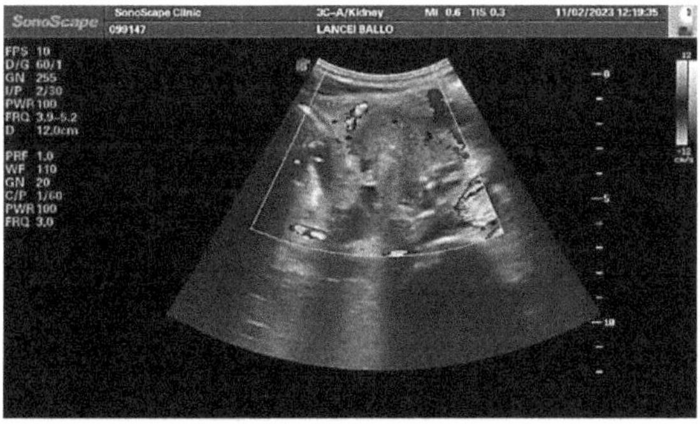

图 21：胰头部肿瘤血流信号

第三章 脾脏破裂

一、脾脏破裂概述：

脾挫裂伤主要是指腹部受到外在力量的撞击而产生的闭合性损伤，临床表现多为左上腹部患部疼痛，腹部膨隆为首发症状，但严重的脾破裂会引起失血性休克，甚至危及生命。

二、脾脏破裂的分型：

脾脏损伤按原因可分为创伤性、医源性和自发性脾破裂三种。

三、脾脏破裂的病因：

1、外伤是最常见的原因。

2、手术、粗暴的等医源性检查。

3、剧烈咳嗽、喷嚏、体位改变引起自发性脾脏破裂。

四、脾脏破裂分级标准：

脾破裂伤按照美国创伤外科学会的分级标准，分为5级：

Ⅰ级：静止性的被膜下出血，<10%脾脏表面积；被膜撕裂深度达实质的<1cm;无腹腔出血。

Ⅱ级：静止的被膜下血肿达 10%-50%脾脏表面积；实质撕裂深度 1-3cm;不累及小梁血管。

Ⅲ级：被膜下血肿>50%脾脏表面积；被膜下扩张或实质性血肿；出血性的被膜下血肿；实质性撕裂>3cm深度。

Ⅳ 级：撕裂累及节段性或脾门血管；形成无血管脾脏（>25%脾脏体积）。

Ⅴ 级：完全粉碎性脾或撕脱脾；脾门血管损伤及全脾无血管性破裂。

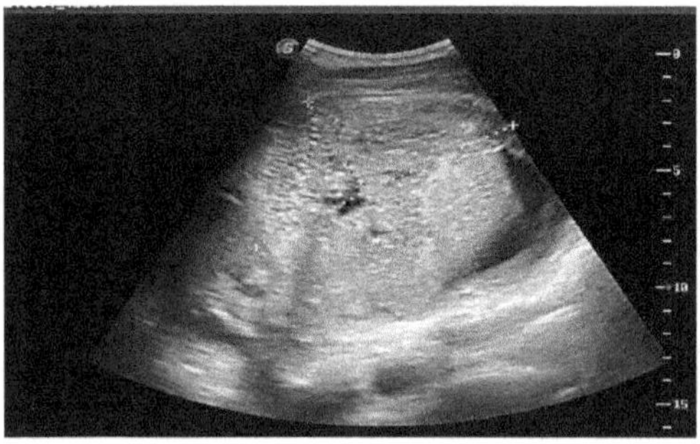

图 22：脾破裂

第四章 泌尿系统疾病

第一节 膀胱癌

一、膀胱癌概述：

膀胱癌是发生在膀胱粘膜上的恶性肿瘤，是泌尿系统最常见的恶性肿瘤，其发病率随着年龄增长而增加，高发年龄 50-70 岁。男性发病是女性的 3-4 倍。膀胱癌好发部位膀胱三角区，其次是侧壁及后壁。

二、膀胱肿瘤分型：

分为上皮细胞性肿瘤非上皮细胞性肿瘤，其中上皮细胞性肿瘤约占膀胱肿瘤的 95-98%，以恶性居多，分为移行上皮乳头癌、少数为鳞状上皮癌和腺癌。

三、膀胱癌病因：

1、接触化学物质。

2、吸烟。

3、长期大量饮用咖啡、服镇痛剂等。

四、膀胱癌临床症状：

1、典型的表现为间歇性无痛性全程肉眼血尿或镜下血尿。

2、局部刺激症状：尿频、尿痛、尿急和排尿困难。

3、膀胱肿瘤可引起输尿管梗阻、腰痛、尿毒症、贫血、消瘦等。

4、晚期可有浸润膀胱肌层和淋巴结转移，也可经血液转移至肝、肺、骨等处，伴有肾盂输尿管和尿道肿瘤。

五、膀胱癌的超声表现：

1、膀胱壁上乳头状、菜花状或结节状局限性隆起，向膀胱腔内突起，形态不规则，表面不光滑。

2、肿瘤可以是高回声、中等回声或混合回声，不随改变体位而移动，可单发或多发，部分肿瘤表面还可见尿盐沉积行成线状强回声，或者肿瘤表面附有小结石或钙化斑时后方可出现声影。

3、瘤体向膀胱壁浅层和深层肌层浸润时，局部膀胱壁增厚、表面不光整、连续性中断。

4、瘤体堵塞输尿管出口时，可出现输尿管扩张和肾积水。

5、彩色多普勒：瘤体内见点状、短棒状或分枝状血流信号。

六、膀胱癌彩色多普勒血流图和能量图血流分级：

I 级：肿瘤内部点状或短棒状血流。

II 级：肿瘤内部长线状血流

III 级：肿瘤内部分支状血流

七、膀胱癌的声像图分期：

T1 期：膀胱壁肌层低回声连续完整。

T2 期：膀胱壁肌层连续性中断。

T3 期：膀胱壁全层连续性中断。

T4 期：膀胱壁全层连续性中断，且肿块与膀胱壁外脏器（前列腺、精囊、子宫等）粘连而分界不清，或检查发现盆腔、肾门部有肿大的淋巴结。

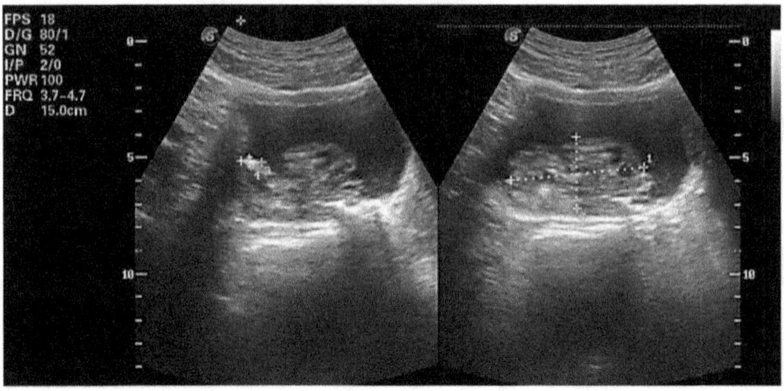

图 23：膀胱肿瘤

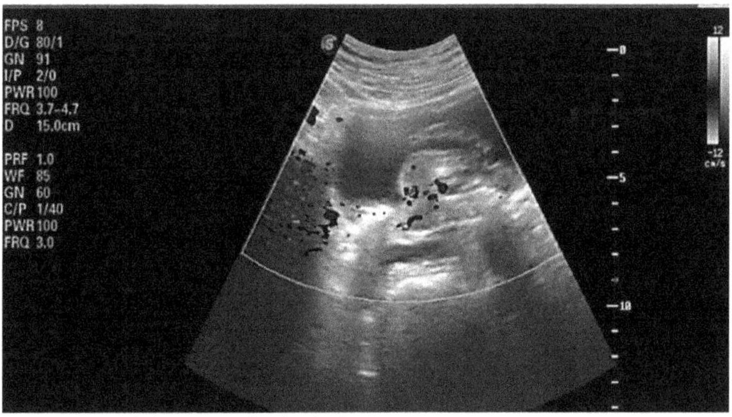

图 24：膀胱肿瘤

第二节 输尿管癌

一、输尿管癌概述：

原发性输尿管癌比较罕见，高发年龄 60-80 岁，男性发病率是女性的 3 倍。输尿管肿瘤和肾盂肿瘤合称为上尿路上皮肿瘤，约 60%的上尿路上皮肿瘤确诊时已经是浸润性癌，复发和转移风险比较高。

输尿管肿瘤按肿瘤性质分为良性和恶性。良性肿瘤如息肉。恶性肿瘤如移行细胞癌、鳞状细胞癌、腺癌、粘液癌等，输尿管肿瘤大多数是移行细胞癌。

二、输尿管解剖：

输尿管位于腹膜后，沿腰大肌内侧的前方垂直下降进入骨盆。是一对细长且富有弹性的肌性管道，呈扁圆柱状，管径平均为 0.5-0.7cm。成人输尿管全长 25-35cm，有三个生理性狭窄部。

1、输尿管上段狭窄：位于肾盂与输尿管移行处（输尿管起始处）。

2、输尿管中段狭窄：从输尿管起始部跨越小骨盆入口（髂血管处）。

3、输尿管下段狭窄：行于盆腔，穿越膀胱壁的部分，是输尿管最狭窄处。

三、输尿管癌的危险因素：

1、输尿管慢性细菌感染、结石。

2、吸烟。

3、遗传。

4、大量饮用咖啡。

5、镇痛药。

6、化学致癌物质。

四、输尿管癌的临床表现：

1、血尿，间歇性无痛性肉眼血尿或镜下血尿。

2、患侧肾积水、腰部不适，腰部钝痛、隐痛和胀痛，可因凝血块或肿瘤脱落输尿管引起肾绞痛。

3、晚期恶病质。

五、输尿管癌超声表现：

1、输尿管扩张。

2、扩张段输尿管管腔内见实质性不均质低回声肿块，形态不规则，可呈菜花状，早期肿块较小时输尿管壁连续性完整。

3、晚期肿块较大时，输尿管壁连续中断，肿块可突破管壁向周围浸润，腹膜后出现肿大转移性淋巴结。

4、彩色多普勒：可探及血流信号。

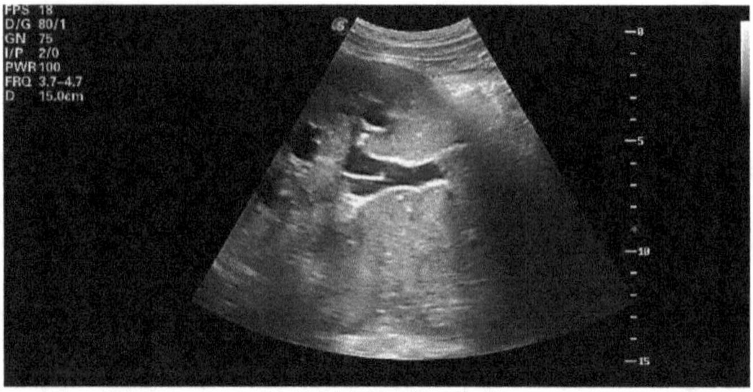

图 25：右输尿管上段肿瘤

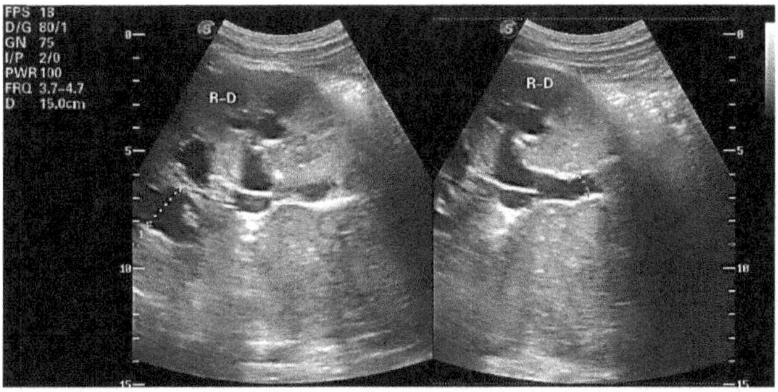

图 26：右肾积水，右输尿管上段肿瘤

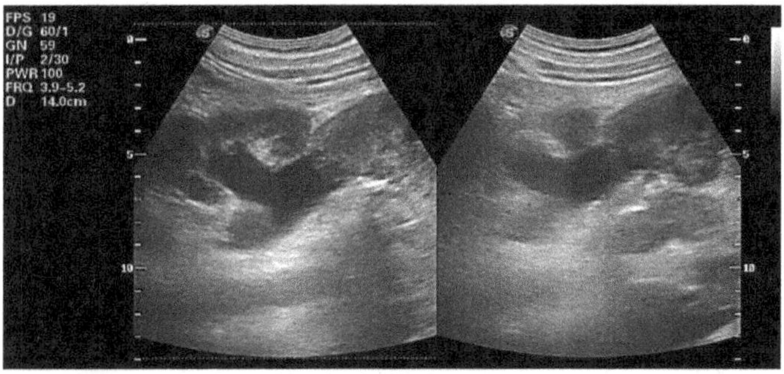

图 27：输尿管肿瘤伴肾积水

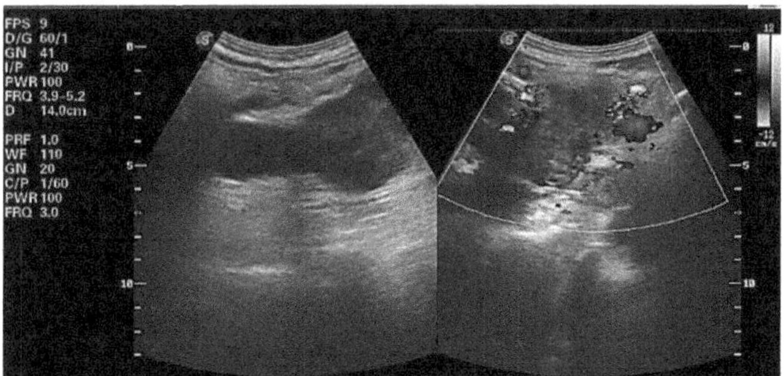

图 28：输尿管肿瘤和肿瘤内血流信号

第五章 生殖系统疾病

第一节 睾丸及附睾

一、睾丸概述：

睾丸位于阴囊，为男性生殖腺，左右各一，是产生男性生殖细胞-精子和分泌男性激素的器官。睾丸呈扁卵圆形，表面光滑，有内外两面、前后两缘、上下两端。前缘游离，后缘与附睾和输精管起始端相连，睾丸的血管、神经和淋巴管由此进入。

睾丸表面有坚厚的纤维膜，称白膜，白膜包被整个睾丸并在后缘增厚突入睾丸内形成睾丸纵隔，从睾丸纵隔向睾丸实质内发出许多放射状结缔组织小隔，将睾丸实质分为 200 多个锥体性睾丸小叶，每个小叶内含 1-4 条精曲小管，管壁上的上皮细胞能产生精子。精曲小管汇合成精直小管，进入睾丸纵隔内吻合成睾丸网，由睾丸网发出 12-15 条睾丸输出小管，将精液从睾丸输送到附睾，最后输送至输精管。

二、附睾概述：

附睾位于后上方，呈新月形，长约 4-6cm，直径 0.4-0.5cm。分为头、体、尾三部分，具有吸收、分泌附睾液、储存精子、并分泌附睾液供精子营养，促进精子进一步成熟。

三、睾丸的超声表现：

1、正常成人睾丸呈卵圆形，长约 3-5cm，左右径及前后径约 2-3cm，其内部回声均匀，呈中等回声。

2、附睾头近似菱形或三角形，径线<1cm，回声与睾丸相似，附睾头位于睾丸外上方，附睾体沿长轴后方走行。

3、阴囊壁厚 3-4mm，为 5 层结构，正常鞘膜腔有少量积液。

四、睾丸动脉血流分型：

I 型：血流呈点状，散布于实质内。

II 型：血流呈条状，从边缘向实质延伸，一般 1-3 条，呈扇状分布。

第二节　睾丸损伤

一、睾丸损伤概述：

指外力撞击所致的闭合性损伤，可分为：睾丸钝挫伤、睾丸挫裂伤、睾丸破裂、睾丸脱位。也可合并附睾、精索损伤。

二、睾丸钝挫伤的超声表现：

1、睾丸形态大小正常或轻度增大，**包膜完整，回声连续**。

2、包膜**下不均匀低-等回声，间有液性暗区**，边界多不清晰，低回声区内无血流信号，部分可有少量包膜下积液；

3、彩色多普勒：损伤初期睾丸内血供增多，随着睾丸内压力增高，其血供逐渐减少，甚至消失，**其周围血流信号增多**。

三、睾丸挫裂伤的超声表现：

1、睾丸**肿大**，形态不完整，损伤区包膜回声中断，不清晰。

2、损伤区实质回声不均，边界不清，间有液性区。

3、鞘膜腔积液透声差，其旁出现形态不均匀的等回声，为溢出的睾丸内容物或血块。

4、彩色多普勒：不规则团块回声内无血流信号。

四、睾丸破裂的超声表现：

睾丸破碎指在外力作用下，睾丸白膜撕裂或破裂，导致睾丸内容物（生精小管和其他组织）被挤出白膜外。

1、睾丸形态不规则，体积增大，**轮廓不清，无法分辨睾丸形态。**

2、实质**多处断裂，**内部**回声杂乱，**间有液性区。

3、鞘膜腔积液，含有**大量絮状物。**

4、除残余实质内有少量血流信号外，其周围睾丸实质血流信号可增多。

五、睾丸脱位的超声表现：

睾丸脱位是指睾丸在损伤性外力作用下，使其**离开阴囊，**而**异位**于皮下组织、腹股沟、大腿内侧，甚至腹内。

1、**阴囊内无睾丸回声，**在阴囊附近皮下组织或腹腔出现睾丸回声。

2、睾丸**大小形态正常，**或稍增大，**回声尚正常。**

3、彩色多普勒：血流信号稀少。

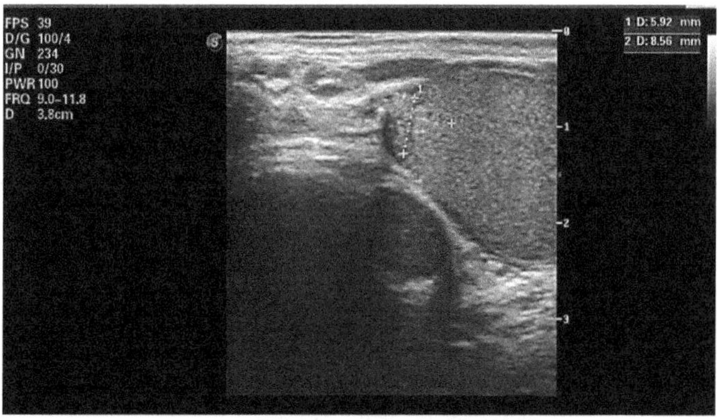

图 29：睾丸挫裂伤

第三节 精索静脉曲张

一、精索静脉曲张概述：

精索位于睾丸上端与腹股沟管腹环之间的一对柔软圆索状结构，其内主要有输精管、睾丸动脉、蔓状静脉丛、输精管动静脉、神经、淋巴管和鞘韧带等构成。精索静脉是保证睾丸的生精功能及成熟精子的输送。

二、精索静脉曲张定义：

精索静脉曲张是一种血管病变，指精索内蔓状静脉丛的血管异常扩张、伸长和迂曲，回流受阻、静脉瓣功能障碍、血流反流引起血液瘀滞，在阴囊内形成血管性团块。可导致疼痛不适及进行性睾丸功能减退，是男性不育的常见的原因。可分为原发性和继发性。精索静脉曲张通常见于左侧，左侧精索曲张约占 77-92%。

三、精索静脉曲张病因：

1、静脉瓣功能不良或缺如。

2、精索静脉壁及其周围结缔组织薄弱或提睾肌发育不全。

3、直立姿势。

4、左肾静脉受压。

5、肿瘤压迫静脉。

6、肾积水压迫静脉。

四、精索静脉曲张临床分级：

I 度：平静呼吸时，看不到曲张的静脉，但患者屏气增加负压时（Valsalva）可摸到曲张精索静脉。

II 度：站立时无明显外观异常，但阴囊触诊可扪及明显增大、曲张的静脉团。

III 度：阴囊表面可以看到曲张的静脉团，阴囊触诊时可扪及明显增大、曲张的静脉团。

五、精索静脉曲张临床表现：

1、患侧阴囊持续性坠胀、隐痛和钝痛。

2、站立及行走时时疼痛明显，平卧休息后减轻。

3、男性不育。

六、精索静脉曲张超声诊断标准（满足以下之一即可）：

1、站立位，静息时精索静脉内径≥0.2cm，Valsalva动作伴有反流阳性。

2、站立位，Valsalva动作时，精索静脉≥0.3cm。

3、另外也可将反流时间作为评估精索静脉反流的主要参数，valsalva试验时，反流持续时间＞2S即可诊断为精索静脉曲张；≥1S，可诊断为亚临床精索静脉曲张；＜1S，为生理性。

七、精索静脉反流彩色多普勒分级：

I级：仅在valsalva试验时，蔓状静脉丛出现反流且持续时间≥1秒。

II级：深呼吸时蔓状静脉丛出现反流，valsalva试验反流加重。

III级：平静呼吸时蔓状静脉丛出现反流，深呼吸及valsalva试验反流加重。

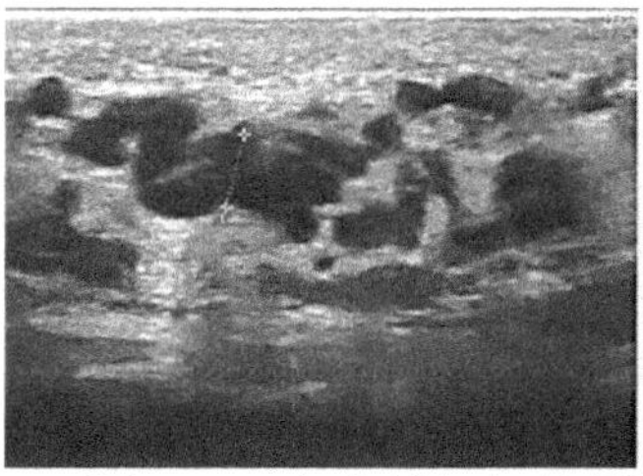
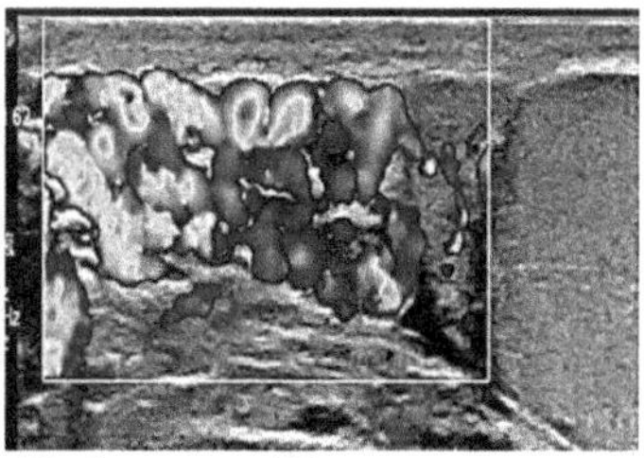

图30：左侧精索静脉扩张　　图31：Valsalva动作时有反流

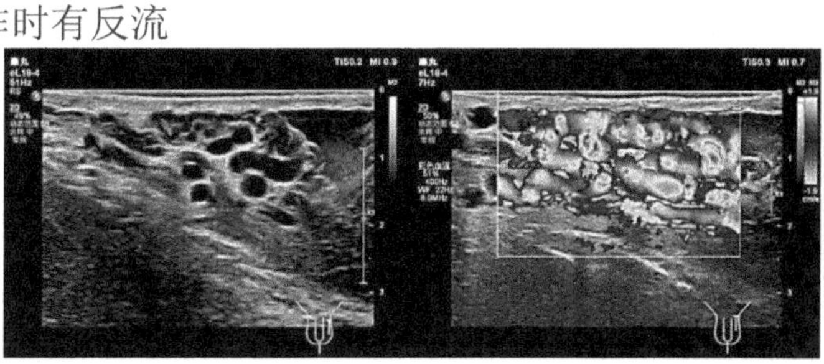

图 32：左精索静脉曲张

图 33：Valsalva 动作时有反流

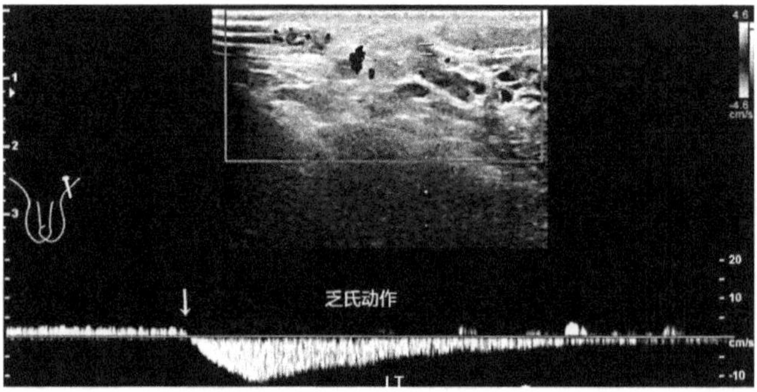

图 34：Valsalva 动作时可见反流

第六章 急性阑尾炎

第一节 正常阑尾篇

一、阑尾概述：

阑尾是从盲肠下端的后内侧壁延伸出的一条细管状器官，近端开口于盲肠，远端为盲端。一般长约 6-8cm。外观似蚯蚓，其形态和位置因人而异。其中盲肠后位占 64%，回肠后位占 32%。

二、阑尾尖端指向分型：

1、回肠前位：尖端指向左上（相当于 0-3 点位置）

2、盆位：尖端指向盆腔（相当于 3-6 点位置）

3、盲肠后位：（尖端向上，位于腹膜后，相当于 9-12 点位置）

4、盲肠下位：尖端指向右下（相当于 6-9 点位置）

5、盲肠外侧位：（位于腹腔内，盲肠外侧，相当于 9-10 点位置）

6、回肠后位：在回肠后方（相当于 0-3 点位置）

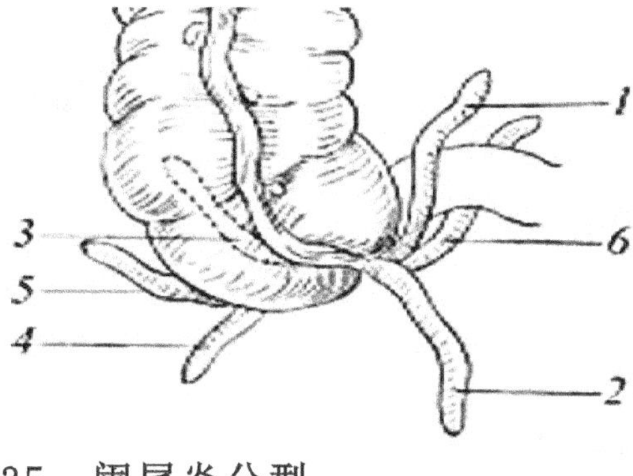

图 35：阑尾炎分型

三、阑尾结构：

1、浆膜层

2、环肌层和纵肌层

3、粘膜下层

4、粘膜层

第二节 急性阑尾炎

一、急性阑尾炎临床症状：

1、腹痛：大部分病人上腹部或脐周出现疼痛，经过数小时左右局限于右下腹固定性疼痛。

2、胃肠道症状：厌食、恶心、呕吐。

3、全身症状：炎症重时，可出现乏力、发热、心率加快。

二、急性阑尾炎临床体征：

1、右下腹麦氏点（脐与右髂前上棘连线中外 1/3 交界处）压痛。

2、腹膜刺激征反跳痛、肌紧张、肠鸣音减弱或消失。

3、右下腹包块。

4、**实验室检查：**白细胞计数及中性粒细胞比例升高。

三、急性阑尾炎病理分类：

1、急性单纯性阑尾炎：

2、急性化脓性阑尾炎

3、坏疽性及穿孔性阑尾炎

4、阑尾周围脓肿

四、急性单纯阑尾炎超声表现：

1、增粗的管状低回声，直径 0.6-1.0cm，阑尾壁增厚>0.3cm，呈高回声，强弱相间的双层状回声。

2、横断面呈“靶环征”。

3、阑尾周围无或有少量积液。

4、管壁血流信号较丰富。

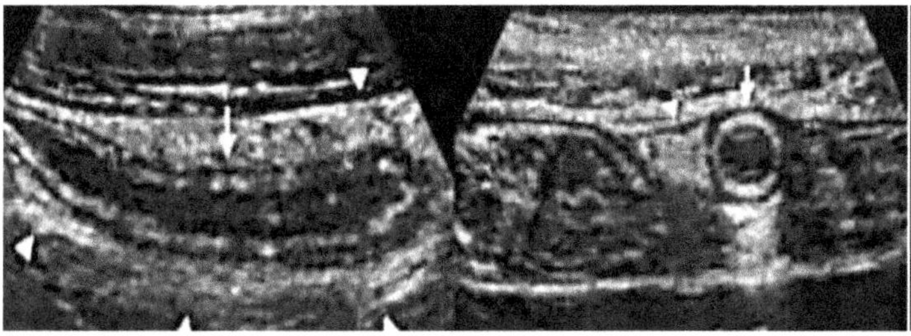

图 36：急性阑尾炎

五、急性化脓性阑尾炎超声表现：

1、阑尾显著肿大，管腔直径＞1.0cm。

2、阑尾壁明显增厚，呈双层征。

3、阑尾腔内为无回声或脓性弱回声，部分腔内积液或团絮状沉积物或粪石。

4、横切同心圆征更明显，加压不易变形。

5、彩色多普勒：囊壁上可见丰富血流信号。

六、坏疽性及穿孔性阑尾炎超声表现：

急性坏疽性阑尾炎是一种重型的阑尾炎。阑尾内腔堵塞、积脓，腔内压力升高，阑尾系膜静脉受炎症波及而发生血栓性静脉炎等引起阑尾壁血液循环障碍，导致阑尾管壁坏死或部分坏死，呈暗紫色或黑色。常出现穿孔，穿孔部位多在阑尾根部和尖端。穿孔如未被包裹，感染继续扩散， 则可引起急性弥漫性腹膜炎。

1、阑尾形态不规整，外径可超过 1.5cm，肿胀更明显，甚至消失。

2、阑尾区出现形态多样的边缘不规则的不均匀低回声区，内回声杂乱，后方回声增强。

3、阑尾穿孔时，阑尾壁连续性中断，周围有较多的渗出液，形成腹腔积液，阑尾区液性暗区与周围液性暗区相通，可出现腹腔积气。

4、彩色多普勒：管壁血流信号减少。

七、阑尾周围脓肿超声表现

1、阑尾区见边界不清，形态不规则的混合性包块，内部回声不均，有时可见增粗的阑尾回声。

2、包块周围、肠间隙及盆腔见不规则液性暗区。

3、彩色多普勒：包块内探及丰富血流。

第七章 子宫附件疾病

第一节 子宫内膜癌

一、子宫内膜癌概述：

子宫内膜癌是发生于子宫内膜上皮性恶性肿瘤，多发生于围绝经期和绝经后妇女。

二、子宫内膜癌发病病因：

1、肥胖。

2、高血压。

1、 糖尿病。

2、 不孕不育、未生育女性。

3、 遗传因素。

6、长期服用雌激素。

三、子宫内膜癌病理分型：

1、弥漫型：癌组织遍及大部分或整个子宫内膜，使子宫内膜显著增厚，并可侵及肌层。

2、局限型：病变仅累及子宫内膜一部分，可伴有肌层浸润。

3、息肉型：癌肿向宫腔内突出呈息肉状，侵及范围较小。

四、子宫内膜癌临床表现：

1、绝经后阴道流血。

2、阴道异常排液。

3、下腹隐痛。

4、晚期发热、贫血、消瘦。

5、CA125、CA19-9、CA153 增高。

五、子宫内膜癌超声表现：

1、子宫体积增大

2、绝经后宫腔内膜增厚 0.6cm。

3、非均质增厚或不规则息肉状团块回声。形态可不规则，边界可不清晰，可伴有宫腔积液。

4、彩色多普勒：肿瘤血流呈点状、短线状、树枝状血流信号。

文献报道：91%内膜癌患者，阻力指数=0.42,为低阻动脉血流信号，占 8%内膜癌患者 阻力指数=0.72 为高阻血流信号。子宫内膜癌阻力指数和搏动指数随着肿瘤的病理分期升高而降低，PSV 随病理分期升高而升高[3]。

六、子宫内膜癌分期（国际妇产联盟（FIGO 依据肌层受浸润程度）：

I 期：肿瘤仅限于子宫体。

ⅠA，无或仅 1/2 以下肌层侵犯。

ⅠB，≥1/2 肌层侵犯。

II 期：肿瘤侵犯宫颈，但未扩散至子宫以外。

III 期：肿瘤局部和（或）区域性扩散。

IIIA：肿瘤侵犯子宫浆膜层或附件。

IIIB：肿瘤侵犯阴道和（或）子宫体旁。

IIIC：盆腔和（或）腹主动脉旁淋巴结转移。

IIIC1：盆腔淋巴结转移。

IIIC2：腹主动脉旁淋巴结转移或不伴盆腔淋巴结转移。

IV：肿瘤侵犯膀胱和（或）肠粘膜，和（或）远隔转移。

IVA：肿瘤侵犯膀胱和（或）肠粘膜。

IVB：远隔转移，包括腹腔内转移和（或）腹股沟淋巴结转移。

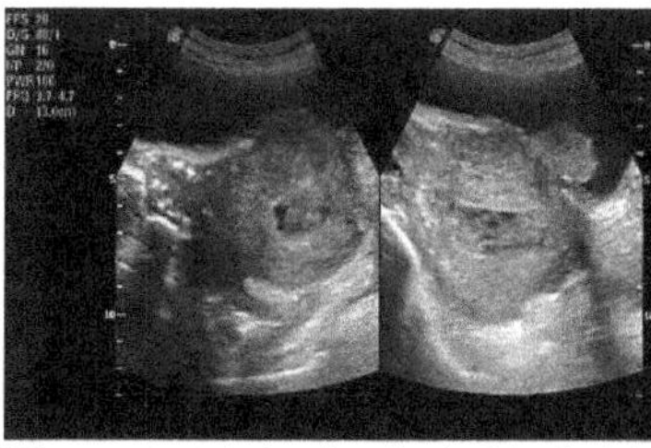

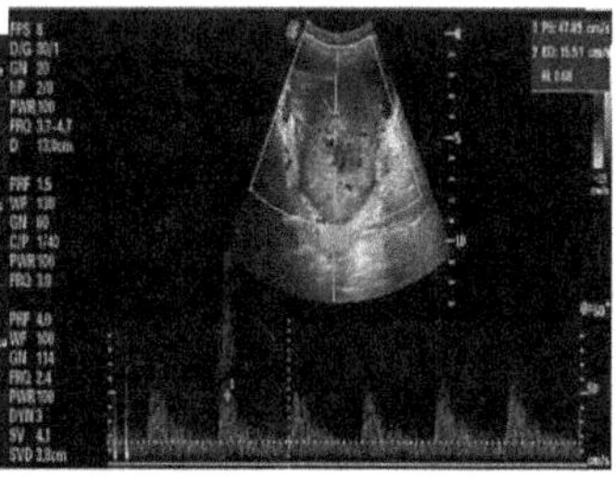

图 37：子宫内膜癌肿瘤侵犯膀胱图

图 38：子宫内膜癌彩色血流频谱

第二节 输卵管积液

一、输卵管解剖：

输卵管是一对细长而弯曲的肌性管道，内侧与子宫角相连，外端游离呈伞状，与卵巢相近，全长 8-14cm。由内向外分为，间质部、峡部、壶腹部、伞部共四部分，其中壶腹部受精常发生于此部位，伞部开口于腹腔，有“拾卵”的作用。

二、输卵管概述：

输卵管积液，属于输卵管卵巢炎，是输卵管炎常见的并发症，输卵管炎症为伞端粘连闭锁，炎性液体排出不畅，在炎症急性期初期阶段，输卵管内膜肿胀、间质水肿、渗出，输卵管粘膜上皮脱落，粘膜细胞的分泌液积存于管腔内，形成了输卵管积脓，在炎症消退后，脓液逐渐被吸收，腔内积液由脓液变成浆液性，则成为输卵管积水。

三、输卵管积液临床表现：

1、发热、腹痛、腰骶部疼痛。

2、痛经、月经不调、月经量过多或月经次数明显增多。

3、阴道分泌物增多、水样白带、间断性排液。

4、不孕。

四、输卵管积液的病因：

1、邻近器官炎症直接蔓延。

2、分娩流产时细菌感染。

3、盆腔炎。

4、子宫内膜异位症。

5、腹膜炎病史和结核病史。

6、性生活不洁。

7、不注意经期卫生。

五、输卵管积液超声表现：

1、单侧或双侧附件区出现不同形状的囊性回声，如腊肠型、纺锤型、节段型，曲颈瓶型或椭圆型。

2、形态规整，壁薄光滑。

3、囊性回声可呈现的束腰征、不完全分隔样回声、囊内突起的皱褶样回声。

4、彩色多普勒：管壁上可见中等阻力的动脉样血流信号。

5、根据输卵管积水程度分为

（1）轻度积水：直径＜1.0cm，输卵管表现为长条形液性暗区，输卵管管壁较厚，内壁不光滑并有齿状突起。

（2）中度积水： 内径 1.0-3.0cm，腊肠型，管壁较薄，管腔从近端到远端逐步变大。

（3）重度积水：内径＞3.0cm，表现为圆形或椭圆形，管壁薄且光滑。

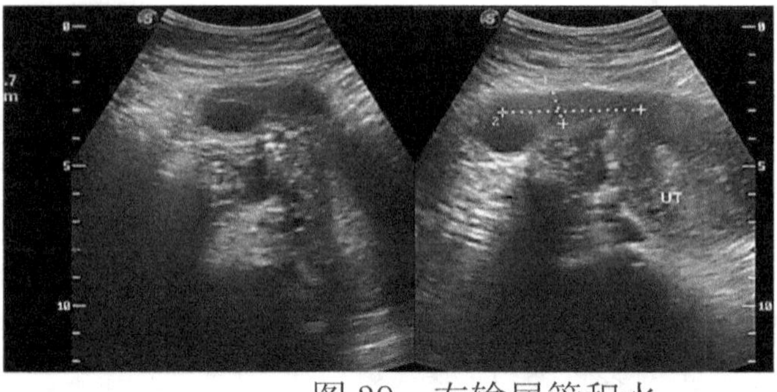

图 39：右输尿管积水

第三节 异位妊娠

一、异位妊娠概述：

妇科常见的急腹症，是指受精卵在子宫体以外的部位着床发育，是一种非正常怀孕。包括输卵管妊娠、宫角妊娠、宫颈妊娠、子宫瘢痕妊娠、阔韧带妊娠、卵巢妊娠、腹腔妊娠、残角子宫妊娠等，输卵管妊娠发生率最高，几乎占95%以上，以输卵管壶腹部妊娠最为常见。

二、异位妊娠病因：

1、 输卵管粘膜炎。

2、急性阑尾炎、盆腔炎累及输卵管者。

3、输卵管发育不良或功能异常者。

4、输卵管妊娠史、手术史者。

5、节育器避孕、口服避孕药失败者。

6、受精卵发育异常者。

7、剖宫产史、服用促排卵药物者。

8、不孕史。

9、多次流产史。

10、不良生活习惯：吸烟、酗酒等。

11、输卵管受子宫肌瘤、卵巢肿瘤等疾病压迫者。

三、异位妊娠临床表现和体征：

1、停经、腹痛、阴道出血。

2、乳房胀痛、恶心、呕吐等。

3、未破裂的异位妊娠无明显腹痛

4、输卵管妊娠流产或破裂时，突感一侧下腹撕裂样疼痛，头晕眼花、昏厥、出冷汗，伴有恶心呕吐、肛门坠胀和排便感，贫血甚至伴有休克症状。

5、陈旧性异位妊娠曾有剧烈腹痛，后呈持续性隐痛。不规则阴道流血时间较长。

四、异位妊娠类型：

1、胎块型

2、流产型

3、破裂型

4、陈旧型

五、各种类型异位妊娠的超声图像表现：

1、胎块型：

(1)子宫正常或伴大于正常，内膜回声 略厚，但均未见妊娠囊回声。

(2)子宫旁或附件区可见类妊娠囊的环状高回声结构，内为小囊性暗区，胚胎存活时有胎心搏动。

(3)彩色多普勒：停经 6 周以上小囊内有闪烁的血流信号，并可记录到胎心搏动频谱，在类妊娠囊的周围还可记录到类滋养层周围血流频谱。

(4)这种类型的盆腔和腹腔多无液性暗区。

2、流产型：

(1)子宫正常或大于正常，内膜回声略厚，但均未见妊娠囊回声。

(2)子宫旁或附件区可见混合性回声，其中以液性暗区为主。

(3)羊膜囊显示不清，盆腔内见少量液性暗区，子宫直肠直肠陷窝液性暗区明显。

3、破裂型：

(1)子宫正常或大于正常，内膜回声略厚，但均未见妊娠囊回声。

(2)子宫旁或附件区见内部杂乱回声肿块，无明显边界，难辨妊娠囊的结构。

(3)盆、腹腔内大量液性暗区。

(4)彩色多普勒超声：肿块内散在点状血流信号，有时可记录到类似滋养动脉血流频谱。

4、陈旧型：

(1)子宫正常或大于正常，内膜回声略厚，但均未见妊娠囊回声。

(2)子宫旁或附件区见边界不清的不规则实性肿块，肿块内部呈不均质中等或高回声。

(3)可 有 少 量 盆 腔 积 液 。

(4)彩色多普勒超声：包块内血流信号不丰富。

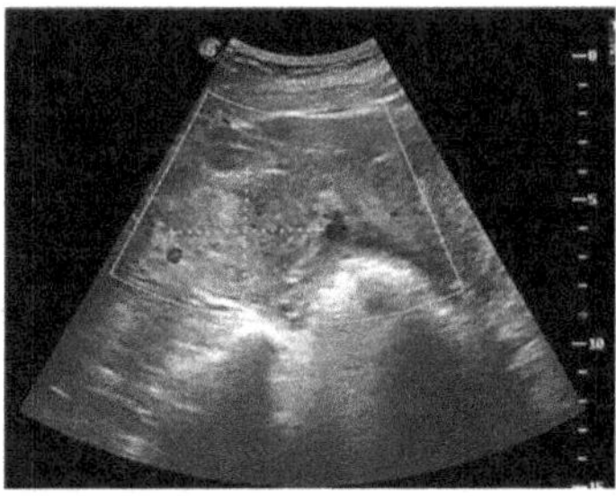

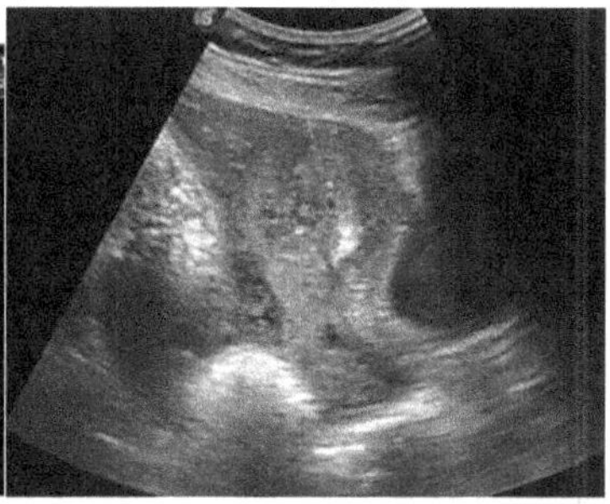

图 40:右附件区异位妊娠破裂型　　　　　图 41:异位妊娠子宫

第八章 颅脑疾病

第一节 颅内胶质细胞瘤

一、颅内胶质细胞瘤概述：

颅内星形细胞瘤是一种常见的神经上皮细胞瘤，占神经上皮肿瘤 20-50%。男性大于女性。

二、颅内胶质细胞瘤临床表现：

颅内压增高，头痛、呕吐和视乳头水肿。

三、局灶性症状或体征：

肿瘤附近大脑半球功能区出现相应的神经系统症状。如精神症状、癫痫、肢体力弱渐瘫痪、失语、共济失调等。

四、超声表现：

1、颅内强回声或高回声。

2、边界清楚或不清。

3、内部回声均匀或不均匀。

4、彩色多普勒：病灶内及周边可见丰富血流信号。

五、超声术中：

可以定位、定性、确定肿瘤边界及周边血流情况，引导手术入路方式、判断肿瘤切除情况和残余肿瘤大小。

第二节 颅内胶质母细胞瘤

一、颅内胶质母细胞瘤概述：

最常见的原发性脑肿瘤，也是恶性程度最高的神经上皮肿瘤。

二、颅内胶质母细胞瘤临床表现：

1、颅内压增高

2、肿瘤附近大脑半球功能区出现相应的神经系统症状。

三、颅内胶质母细胞瘤超声表现：

1、颅内不均质混合回声团块。

2、边界不清晰，形态不规则。

3、伴有液化坏死无回声或囊性变，呈“蜂窝”状。

4、彩色多普勒：血供较丰富。

四、颅内胶质母细胞瘤超声术中：

可以定位、定性、确定肿瘤边界及周边血流情况，引导手术入路方式、判断残余肿瘤大小。

第三节 颅内动静脉畸形

一、颅内动静脉畸形概述：

脑血管的先天性发育异常，颅内动静脉畸形是血管畸形中最常见的一种类型，脑动脉静脉畸形是脑内有畸形血管团，其两端有供血动脉和引流静脉组成。可发生在颅脑内任何部位，其中小脑幕上最多见，占80-93%。

二、颅内动静脉畸形分型

1、小型：＜2.5cm。

2、中型：2.5-5cm。

3、大型：＞5cm。

三、颅内动静脉畸形临床表现：

1、脑出血。

2、头痛。

3、癫痫发作。

4、颅内压增高。

四、颅内动静脉畸形超声表现：

1、颅内见边界清晰，形态不规则的无回声区。

2、彩色多普勒：其内见动静脉瘤样扩张五彩镶嵌的血管团。血液动力学特点是高流速、低阻力，动脉频谱峰值流速70-315cm/s，阻力指数0.23-0.42。

五、颅内动静脉畸形超声术中：

1、按照病变中心或边缘彩色镶嵌血管团分为完全型和部分型。

2、完全型为彩色镶嵌血管团完全占据。

3、部分型只有病变中心或边缘为彩色镶嵌血管团占据，其余部分表现为低回声或强回声者（考虑有出血或胶质增生）。

4、术中超声确定畸形血管团位置、大小，边界。超声指导术中先阻断供血动脉，再处理引流静脉，然后整体切除畸形血管团。

5、了解畸形血管团的切除情况，残留的畸形血管团可以发生再出血，术中超声能及时发现残留的畸形血管，提高手术质量。

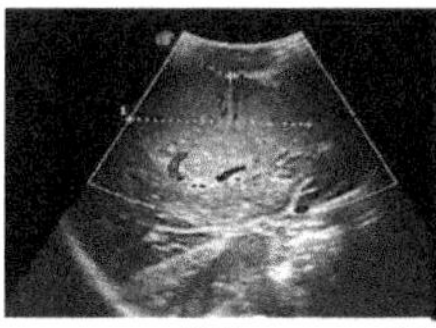

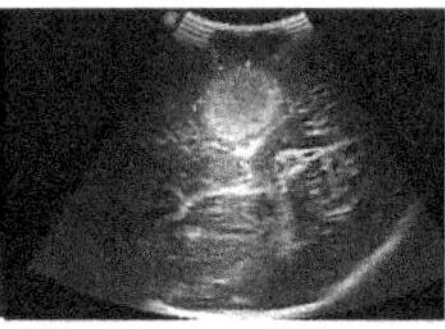

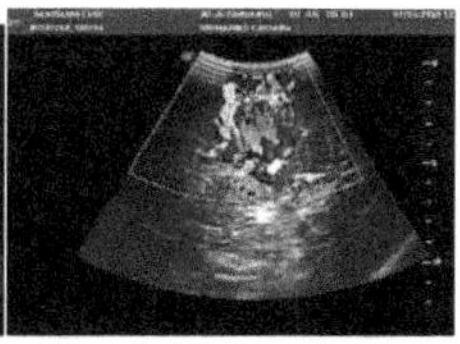

图42：脑膜瘤　　图43：胶质母细胞瘤　图44：胶质母细胞瘤丰富

第九章 甲状腺癌

一、甲状腺癌概述：

甲状腺癌是最常见的内分泌系统恶性肿瘤，临床上，其中乳头状癌最常见，恶性程度也最轻。

二、甲状腺癌分型：

根据肿瘤起源及分化差异，甲状腺癌又分为：甲状腺乳头状癌、滤泡状甲状腺癌、甲状腺髓样癌、甲状腺低分化癌及甲状腺未分化癌。其中甲状腺乳头癌最为常见。

三、 甲状腺癌临床表现：

1、甲状腺癌早期临床表现不明显，多无自觉症状。

2、病情进展出现颈部肿胀疼痛、颈部肿块。

3、声音嘶哑，喉咙疼痛或异物感。

4、吞咽困难咳嗽或气喘。

5、颈部淋巴结肿大。

四、甲状腺乳头状癌超声表现：

1、实质性低回声结节或极低回声结节。

2、形态不规则，边界不清楚， 边缘可见“蟹足样”改变。

3、周边无晕环或晕环不完整。

4、结节纵横比大于或等于 1。

5、结节内点状或簇状钙化、砂砾样钙化，直径 0.1-0.2cm。

6、彩色多普勒：肿瘤内血流信号丰富，分布杂乱，血管形态不规则，阻力指数≥0.70。

7、当发生转移时，双侧颈部见异常肿大淋巴结。

五、甲状腺滤泡状癌超声表现：

1、实质性高、等、低混合性回声，内部伴有或不伴有无回声区。

2、结节多＞3.5cm，常为椭圆形或圆形，边缘形态不规则，或呈分叶或边缘呈块状。

3、有厚薄不均的完整或不完整的低回声晕。

4、纵横比≤1。

5、无钙化或微钙化。

6、彩色多普勒：可见弥漫分布的排列混乱、扭曲血管，穿入性滋养动脉是滤泡状癌的特征，阻力指数RI＞0.7。

7、浸润时合并甲状腺上静脉以及颈内静脉癌栓。

六、甲状腺髓样癌超声表现：

1、甲状腺髓样癌结节体积大，内部回声不均匀，结节内不完整粗大钙化比较多见。

2、无明显包膜，边界较清晰，边缘较规则，周边晕环不明显或不完整。

3、纵横比＜1

4、CDFI：血流丰富。

七、甲状腺未分化癌的超声表现：

1、不规则的低回声实性结节。

2、内部回声低于周围肌肉组织。

3、对甲状腺包膜和周围组织造成浸润。

4、转移肿大淋巴结比较常见。

八、甲状腺结节 TI-RADS 分类：

0 级：甲状腺弥漫性病变无结节，需要实验室等进一步诊断，如亚急性甲状腺炎和桥本甲状腺炎。

Ⅰ类：正常甲状腺无结节（全切术后无异常发现），恶性风险为0。

2 类：囊性或实性为主，形态规则、边界清楚的良性结节，恶性风险为 0。

3 类：不典型的良性结节，如表现复杂的结节性甲状腺种，恶性风险＜5%。

4 类：恶性征象，实质性、低回声或极低回声、微小钙化、边界模糊/微分叶、纵横比＞1，恶性风险 5%-85%

4A 特点：具有一种恶性征象，恶性风险 5%-10%。

4B 特点：具有两种恶性倾向，恶性风险 10%-50%。

4C 特点：具有 3-4 种恶性征象，恶性风险 50-85%。

5 类：超过 4 种恶性征象，尤其是有微钙化和微小分叶者，恶性风险为 85%-100%，怀疑甲状腺恶性结节伴颈部淋巴结转移。

6 类：经细胞学或组织学病理证实的甲状腺恶性病变。

第十章 乳腺癌

一、乳腺癌概述：

乳腺由乳管、腺小叶、腺泡及叶间结缔组织构成，每侧乳腺由 15-20 个独立的导管系统组成，每个导管系统即为一个乳腺腺叶，包括乳腺导管（输乳管）、腺小叶及其腺泡。正常乳腺由浅入深依次为皮肤层、皮下脂肪层、腺体层、乳房后间隙、肌肉层及肋骨。

二、乳腺癌病理分型：

1、非浸润性癌：导管内癌、乳头湿疹样乳腺癌、小叶原位癌

2、浸润性癌：浸润性导管癌、浸润性小叶癌、乳头状癌、髓样癌、小管癌、腺样囊肿癌、粘液腺癌、大汗腺样癌、鳞状细胞癌、（胶样癌）等。

3、特殊类型乳腺癌

炎性乳腺癌、乳头佩吉特病、乳房叶状肿瘤、乳腺淋巴瘤、乳腺淋巴瘤、肉瘤和印戒细胞癌等。

三、乳腺癌的超声表现：

1、形态不规则低回声肿块。

2、垂直性生长（纵横比＞1）。

3、边缘毛刺样/蟹足样/角状，周边强回声晕伴后方衰减。

4、肿块内微钙化。

5、乳腺导管扩张扭曲。

6、彩色多普勒 :血流信号丰富，周边可见粗大动脉血流穿入，表现为高速高阻型频谱（阻力指数＞0.7）。

7、腋下异常肿大淋巴结。

四、乳腺(BI-RADS 分级)分类：

0 类：获得信息不完整，需要结合旧片 或其他影像学检查。

1 类：评估为阴性，恶性可能性为 0，建议常规随诊。

乳腺囊性增生症、腺病、哺乳期乳腺、乳腺内淋巴结、腋前淋巴结、术后积液、乳腺植入物、2-3 年无改变的复杂囊肿。

2 类：良性病灶。基本上可以排除恶性病变。

如：单纯囊肿、乳腺假体、脂肪瘤、乳腺内淋巴结、多次复查图像无变化的良性病灶。

3 类：可能良性病灶。

新发现的纤维腺瘤、囊性腺病、瘤样增生结节、多发复杂囊肿或簇状囊肿、炎症或恶性病变术后早期随访。

4 类：可疑的恶性病灶。不完全符合良性病变或有恶性特征。分为 4A 类、4B 类及 4C 类。

4A 类：恶性符合率 2%-10%，更倾向于良性病变，不能肯定的纤维腺瘤、有乳头溢液或溢血的导管内病灶、不能明确的乳腺炎症。

4B 类：恶性符合率 10%-50%，难以根据声像图来明确恶性。

4C 类：恶性符合率 50-94%，恶性可能性较高。

5 类：高度可能恶性。恶性可能性≥95%。

6 类：已经活检证实为恶性。

第十一章 血管疾病

第一节 急性动脉栓塞

一、急性动脉栓塞概述：

指来源于心源性和近侧动脉硬化斑块脱落的血栓或外源性栓子进入动脉，被血流冲向远侧造成动脉远段管腔阻塞，引起受累肢体、脏器、组织等缺血致坏死的一种病理过程。

二、急性动脉栓塞病因：

主要为心源性血栓脱落、血管源性血管斑块脱落、医源性等。

1、心源性：占 80%-99%，房颤、左室心梗后附壁血栓、风湿性心脏病、亚急性心内膜炎、心脏肿瘤等。其中冠心病主导的急性动脉栓塞所占比例达 60-70%。

2、血管源性：动脉瘤或人工血管腔内血栓脱落、斑块溃疡、破裂等。

3、医源性：有创性心血管检查、介入治疗、人工瓣膜置换、人工血管移植、起搏器置入、动脉穿刺插管、导管折断异物、内膜撕裂、继发血栓脱落等。

4、其他：外伤、癌栓等。

三、急性动脉栓塞临床典型症状：

1、疼痛。

2、肢体苍白。

3、麻木。

4、运动障碍。

5、动脉搏动减弱或消失。

6、间歇性跛行和静息痛。

7、肢体运动后引起局部疼痛、紧束、麻木或无力，停止运动后可缓解。

四、急性动脉栓塞超声表现：

1、管径正常或增宽，管腔内探及不均质低回声或极低回声充填，也可随心动周期漂浮。

2、彩色多普勒：发生闭塞时管腔内血流信号中断或消失，并可见侧支循环形成。狭窄处血流频谱增快或减低，狭窄远端血流频谱为低速低阻单向波。

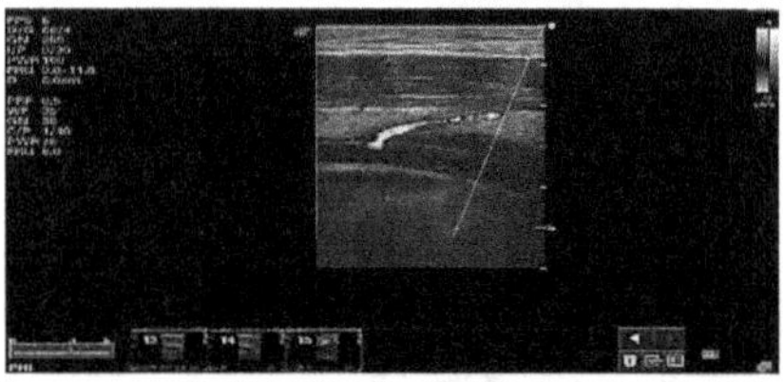

图 45：急性股浅动脉闭塞及侧支血管形成

第二节 夹层动脉瘤

一、夹层动脉瘤概述：

动脉夹层是指由于各种原因引起血管内膜撕裂导致血液通过破损的血管内膜进入血管壁间，血流从破口处流人血管内膜与中膜之间或中膜与外膜之间而导致的血管病变，从而使血管壁分层，并沿着动脉壁向周围延伸剥离。可分为：创伤性和自发性。

二、夹层动脉瘤病因：

1、高血压。

2、遗传因素。

3、动脉粥样硬化。

4、马凡氏综合征。

5、主动脉炎性疾病。

6、主动脉感染或外伤。

7、妊娠。

三、夹层动脉瘤临床表现：

1、突发的撕裂样、刀割样疼痛。

2、休克。

3、高血压。

4、意识模糊。

5、肢体麻木。

6、脉搏减弱或消失。

四、夹层动脉瘤分型：

1、壁内血肿型：低回声且边缘规则的均质回声，充填导致管腔狭窄或闭塞。

2、双腔型：真腔与假腔内见双向血流信号。

3、瘤样扩张型：局部管径瘤样扩张导致管腔狭窄或闭塞。

4、瓣膜漂浮型：管腔内见漂浮的撕裂内膜。

五、夹层动脉瘤超声表现：

1、动脉内径增宽，腔内可见撕裂的内膜片回声，将动脉分为真腔和假腔。

2、真腔内血流明亮，血流速度较快，假腔内血流暗淡，血流速度缓慢。

3、收缩期血流从真腔进入假腔，舒张期从假腔进入真腔。

4、假腔内径一般大于真腔，假腔内可有血栓。

5、病变较重时，由于假腔内有较多血流通过和较大血栓形成而造成真腔狭窄，甚至完全闭塞。

六、主动脉夹层动脉瘤（分为 Debakey 和 Stanford 型）

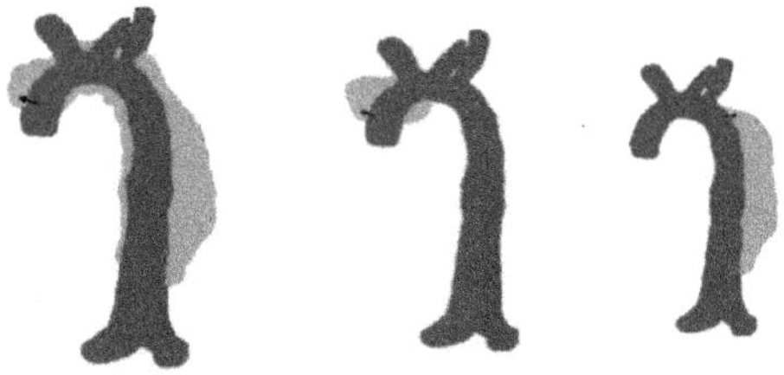

60%	10-15%	25-30%
DeBakey I	DeBakey II	DeBakey III
Stanford A (Proximal)		Stanford B (Distal)

图 46：主动脉夹层 DeBakey 分型和 Stanford 分型示意图

Debakey 分型：

I 型：破口在升主动脉，但累及升主和降主动脉

II 型：破口在升主动脉，但仅限于升主动脉。

III 型：破口左锁骨下动脉

IIIa：仅累及降主动脉

IIIb：累及降主动脉和腹主动脉

Stanford 分型：

A 型：凡累及升主动脉

B 型：仅累及降主动脉

第三节 假性动脉瘤

一、假性动脉瘤概述：

假性动脉瘤多由外伤或感染导致动脉全层破裂或内膜撕裂，在周围软组织内形成一个或多个无回声或混合性回声瘤腔，由损伤周围纤维组织、内膜或外膜包裹而成。其内血流通过破裂口与动脉相通，是股动脉穿刺后最常见的并发症。

二、假性动脉瘤病因：

1、外伤。

2、医源性损伤。

3、肿瘤。

4、炎症浸润。

三、假性动脉瘤临床表现：

1、局部压痛和疼痛。

2、搏动性肿块。

3、远端肢体缺血。

4、对周围组织的压迫。

四、假性动脉瘤超声表现：

1、圆形或椭圆形无回声结构，边缘处伴有或不伴有等回声或低回声血栓。

2、动脉破口处和无回声之间可见窦道形成，并探及高速的动脉血流信号。

3、彩色多普勒：瘤体内可见双期双向血流，呈“阴阳”征，收缩期和舒张期可见正向和反向血流。

第四节 动静脉瘘

一、动静脉瘘概述：

动静脉瘘是指动脉与临近静脉之间的异常通道，可引起不同程度的血流动力学变化。彩色多普勒超声可发现动静脉之间存在色彩鲜明的血流信号，静脉内探及动脉样血流频谱是其特征性表现之一。

二、动静脉瘘分型：

1、先天性动静脉瘘：也称蔓状血管瘤，由于胚胎原基在演变过程中动静脉间有异常交通导致，异常的动静脉之间缺乏正常的毛细血管床，直接由扩张的动脉和静脉组成。

2、后天性动静脉瘘：是指外伤或医源性损伤血管壁造成动静脉之间异常通道。后天性动静脉瘘分为：洞口型、管状型、囊瘤型。

(1)洞口型：即受伤的动静脉紧密粘连，直接沟通，通过瘘而直接交通。

(2)管状型：动静脉之间形成一个管道，通过管状通道相通。

(3)囊瘤型：动脉及静脉破裂后血液流出包裹在一起形成的瘤状肿块。

三、后天性动静脉瘘原因：

1、外伤。

2、医源性损伤。

3、肿瘤。

4、炎症。

5、血管自身疾病。

四、动静脉瘘临床表现：

1、患处肿胀。

2、疼痛、麻木、乏力。

3、远端动脉供血不足。

4、搏动性肿块。

5、血栓。

6、静脉曲张。

7、心力衰竭。

五、动静脉瘘超声表现：

1、动脉与伴行的静脉直接相通，动静脉之间有异常瘘口。

2、瘘口处收缩期见一股色彩明亮的动脉血流信号通过瘘口进入静脉。瘘口近心端动脉呈高速低阻血流频谱，瘘口远心端动脉呈低速高阻动脉血流频谱。

3、彩色多普勒：可见动脉进入静脉内呈高速血流信号。

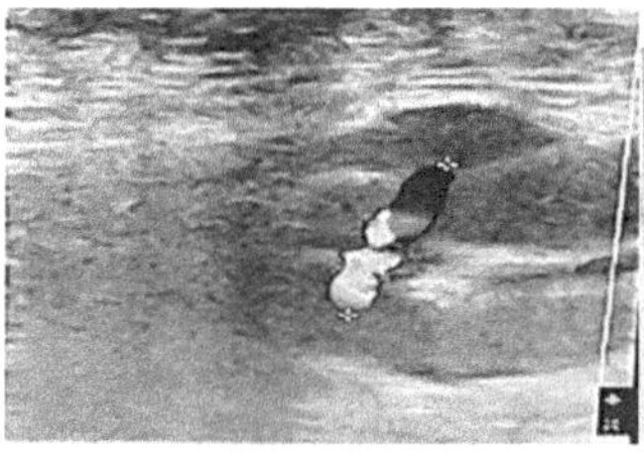 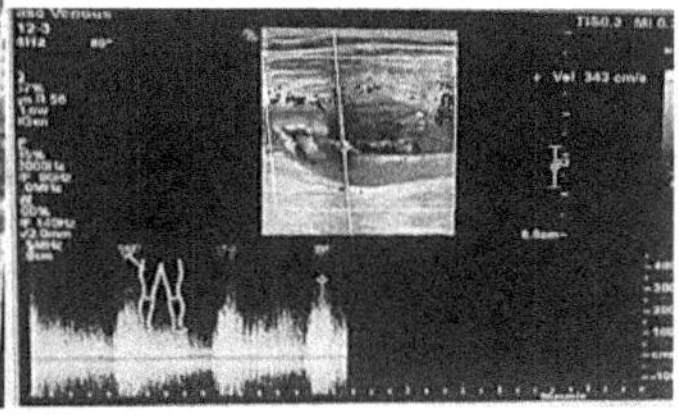

图 47:右股-动静脉瘘　　　　　　图 48:右股动静脉瘘口高速血流

第五节、左肾静脉受压综合征

一、左肾静脉受压综合征概述：

又称胡桃夹综合征，左肾静脉压迫综合征是指左肾静脉在汇入下腔静脉的行程中，穿过腹主动脉和肠系膜上动脉之间的夹角时，或穿过腹主动脉和脊柱之间的间隙时，受到压迫而引起血尿、蛋白尿、左腰腹痛等一系列临床症状的疾病。

胡桃夹现象是指左肾静脉穿过腹主动脉和肠系膜上动脉之间时受到了压迫管腔狭窄且其远心端管腔扩张，但未引起临床症状。

二、左肾静脉受压综合征分型：

1、前型。

2、后型。

3、前后型。

三、左肾静脉受压综合征临床表现：

1、有非肾小球性血尿（镜下血尿更常见）。

2、直立性蛋白尿。

3、盆腔疼痛、侧腹痛。

4、性腺静脉曲张（精索静脉曲张或卵巢静脉曲张）。

5、反应性肾脏淤血和盆腔淤血。

6、肾静脉血栓。

四、左肾静脉受压综合征的超声表现：

1、肠系膜上动脉夹角（正常 40°-60°）平卧位＜40°，直立位＜21°为异常。

2、左肾静脉最大扩张处与受压处（狭窄处）内径比值＞3 倍。

3、左肾静脉受压处（升高＞110cm/s）与扩张部流速（降低＜15cm/s）比值为 5:1。

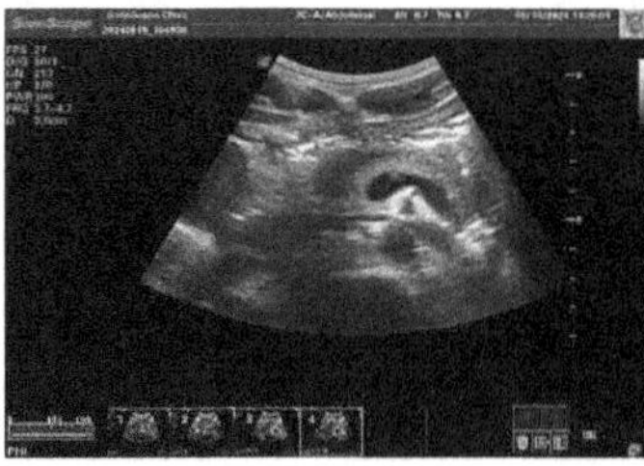

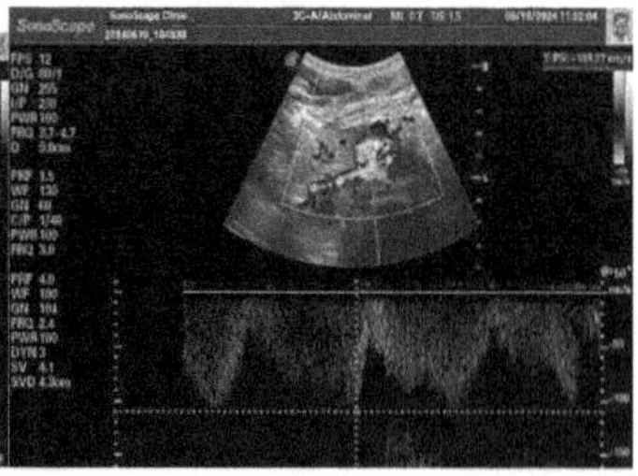

: 图 49: 左肾静脉受压 图 50: 狭窄处高速血流信号

第六节 动脉瘤

一、动脉瘤概述：

动脉瘤是由于动脉壁的病变或损伤，动脉壁形成局限性或弥漫性扩张或膨出，以膨胀性、搏动性肿块为主要表现。与正常的动脉壁相比，动脉瘤壁的壁更薄而且不规则，所以容易破裂，引发出血，危及生命，致死率、致残率非常高。

二、动脉瘤形成的原因：

1、动脉粥样硬化。

2、高血压。

3、梅毒。

4、感染。

5、创伤。

6、先天性疾病。

7、肿瘤等。

三、动脉瘤高发人群：

1、年龄。

2、高血压。

3、高脂血症。

4、糖尿病。

5、吸烟。

6、遗传。

四、动脉瘤分型：根据动脉瘤的形态，可分为 5 大类：

1、囊状动脉瘤。

2、梭形（纺锤状）动脉瘤。

3、夹层（壁间）动脉瘤。

4、舟状动脉瘤，一侧向外扩张，对侧管壁正常。

5、不规则形动脉瘤。

五、动脉瘤分类：按照发生的部位，动脉瘤可分为 4 大类：

1、脑动脉瘤。

2、主动脉瘤。

3、内脏动脉瘤。

4、周围动脉瘤。

第七节 腹主动脉瘤

一、腹主动脉瘤概述：

腹主动脉内膜及中层破坏，管壁受损，管腔在压力作用下，局部向外突出，呈进行性发展，呈梭形或囊状扩张，内壁回声可有毛糙、斑块、附壁血栓形成。

二、腹主动脉瘤常见的病因：

1、先天性动脉壁异常。

2、高血压。

2、 动脉粥样硬化。

4、损伤。

5、感染。

三、腹主动脉瘤的临床表现：

1、搏动性疼痛肿块。

2、血栓脱落致远端动脉栓塞、器官缺血和坏死。

3、对周围组织压迫可出现相应的临床症状。

4、瘤体一旦破裂，危及生命。

四、腹主动脉正常值：

1、腹主动脉平均内径 1.5cm-2.5cm。

2、腹主近段：肠系膜上动脉以上的腹主动脉，直径约 1.1-2.8cm（通常不超过 3.0cm）

3、腹主中段：肠系膜上动脉到肾动脉水平之间，直径约 1.1-2.5cm（通常不超过 2.5cm）

4、腹主远段：肾动脉至髂血管分叉，常小于 2.0cm。

五、腹主动脉瘤分类，根据腹主动脉直径大小分为 4 大类：

1、小型动脉瘤＜4.0cm。

2、中型动脉瘤 4.0-5.5cm。

3、大型动脉瘤＞5.5cm。

4、巨型动脉瘤≥6.0cm。

六、腹主动脉瘤分型：一般以肾动脉水平为界，可分为 3 大类：

1、肾动脉水平以上腹主动脉瘤，能够累及腹腔脏器供血动脉。

2、肾动脉水平 1.5cm 之内的累及的腹主动脉及属支瘤样扩张。

3、肾动脉水平以下腹主动脉瘤，能够累及一侧及双侧髂动脉。

七、腹主动脉瘤超声诊断要点：

1、腹主动脉最宽处外径较相邻正常腹主动脉段外径增大 1.5 倍以上。

2、最大外径＞3.0cm。

符合其中之一可诊断。

3、动脉内壁回声可有异常改变，毛糙、斑块、附壁血栓。

4、彩色多普勒：动脉瘤内血流方向不一致，有红蓝各半的旋流或涡流。

5、脉冲多普勒：瘤体内血流频谱形态异常，患部血流通道内呈现高速低阻力单相血流频谱，远端动脉血流速度减慢，呈单相血流频谱。

第八节 动静脉内瘘

血液透析

一、血液透析概述：

通过血管通路把患者的血液引出体外，经过透析器把血液中的毒素和水分过滤后再经血管通路回输体内，将血液从患者身体引出经体外半透膜的透析装置，滤掉大部分废物及多余水分，将血液再会输入人体的过程。

二、透析用的动静脉瘘：

将上肢动脉与临近浅表静脉做血管吻合，经过一段时间浅表静脉动脉化，用于血液透析穿刺，反复建立体外血液循环。

三、透析穿刺路径：

透析用的粗针穿刺，一支位于临近瘘的瘘后引流静脉作为动脉侧引患者血液至透析机，另一支针位于瘘后引流静脉较远处作为静脉侧向患者回输透析后循环血液。

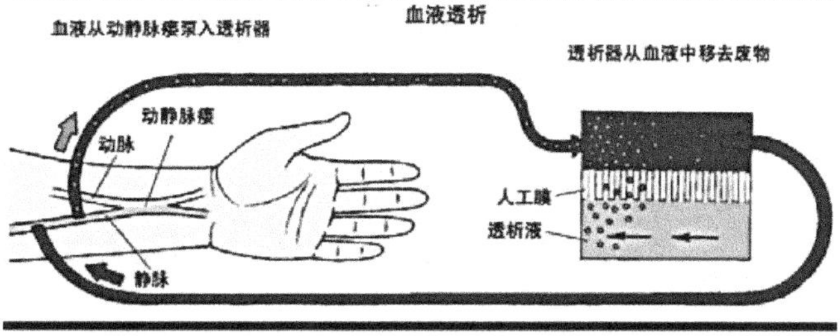

图 51：透析穿刺路径

四、常见的内瘘手术方式：

1、桡动脉和头静脉端侧吻合

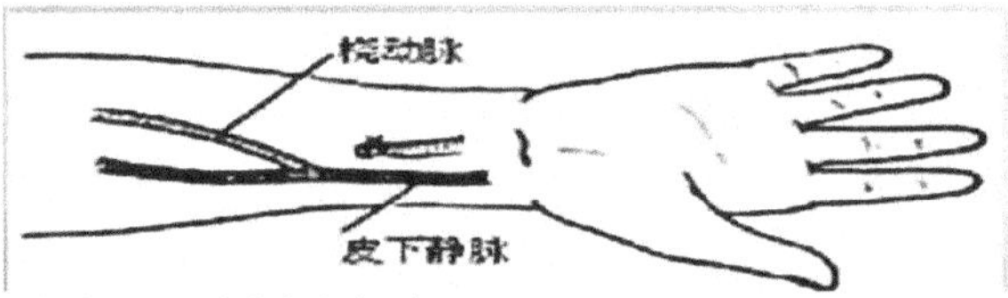

图 52：端侧吻合

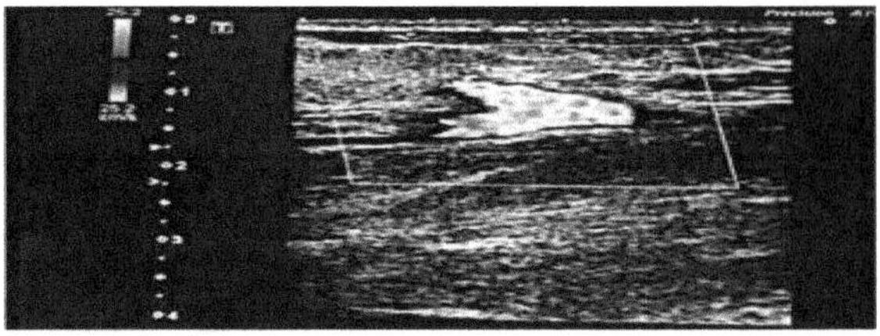
图 53：端侧吻合

2、端端吻合

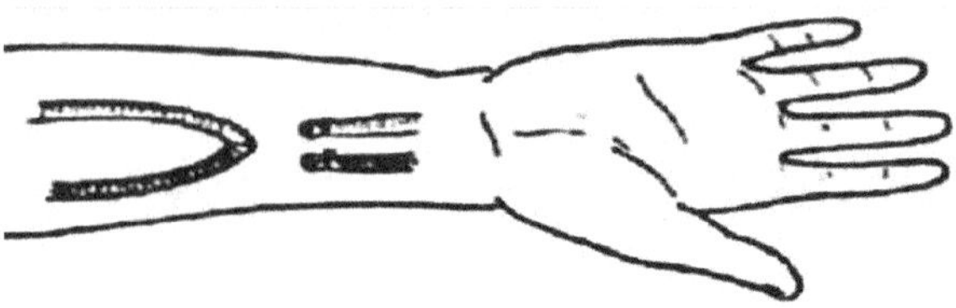
图 54：端端吻合

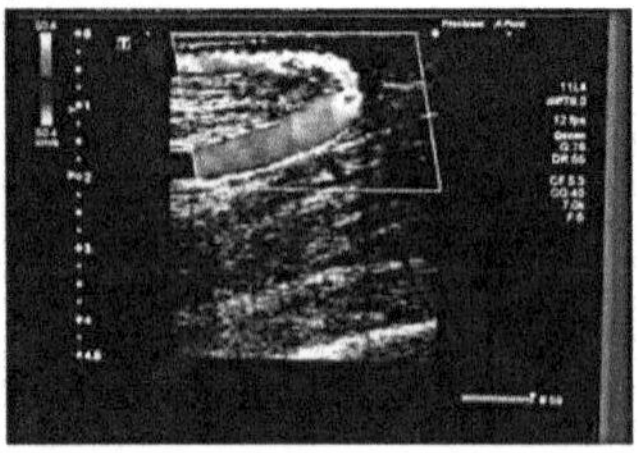
图 55：端端吻合

3、侧侧吻合

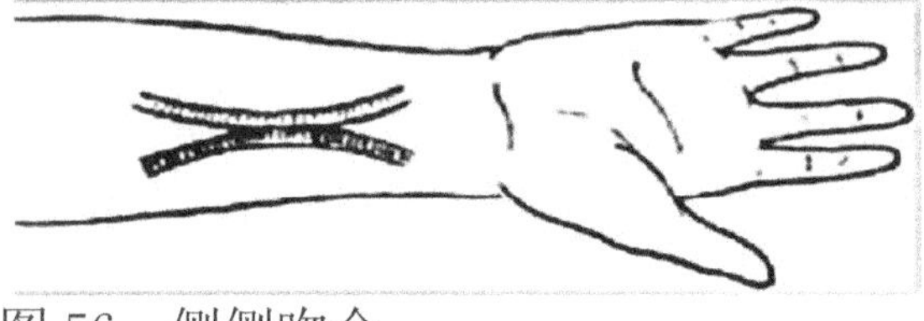
图 56：侧侧吻合

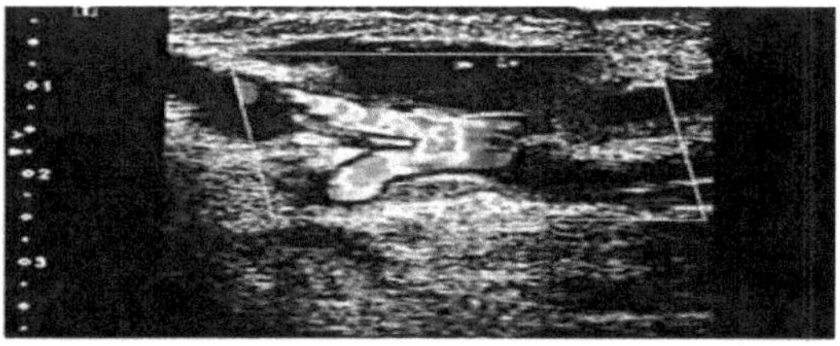

图 57：侧侧吻合

五、上肢动静脉内瘘血管选择：

1、头静脉-桡动脉瘘

2、肘正中静脉-肱动脉瘘

3、贵要静脉-肱动脉瘘

动静脉内瘘建立原则

1、优先选择自体动静脉内瘘

2、优先选择非优势上肢，保护患者血管资源

3、内瘘部位由远及近，前臂---上臂---下肢的顺序

正常动静脉瘘

1、吻合口内经 0.3cm—0.5cm

2、瘘口流速 300-650cm/s

3、浅静脉内径 0.3cm

4、动静脉内径 0.2cm

动静脉内瘘的条件

1、动脉内径≥0.2cm

2、浅静脉内径≥0.25cm

成熟自体动静脉内瘘检查时间

1、4 周后超声评估自体动静脉瘘

2、建立后通常 6~8 周成熟

血管通路专家共识

1、内瘘静脉内经 0.5cm

2、内瘘血流量 600ml/分钟

3、内瘘距皮下深度<0.6cm

动静脉内瘘的并发症

1、内瘘吻合口狭窄
2、内瘘吻合口血栓形成并闭塞
3、引流静脉狭窄
4、引流静脉血栓形成
5、内瘘引流静脉瘤样扩张
6、假性动脉瘤
7、盗血

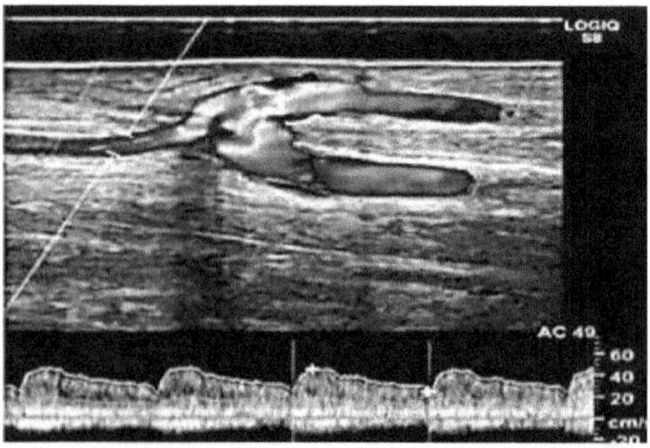

图 58：动静脉内瘘正常动脉频谱

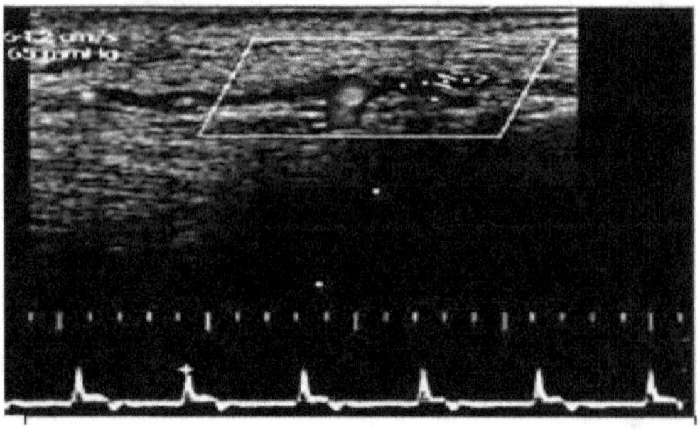

图 59：动静脉瘘并发不完全窃血

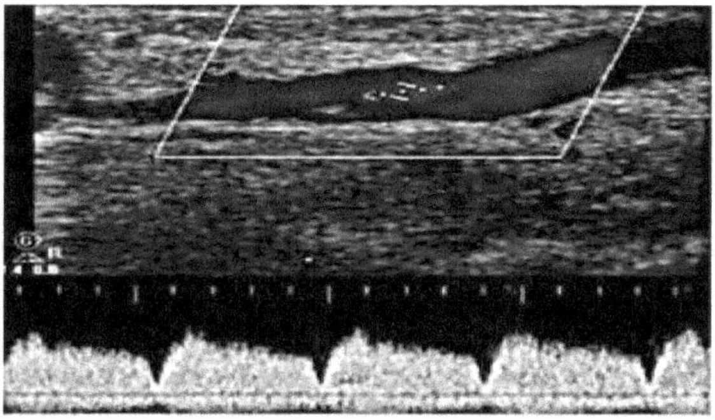

图 60：动静脉瘘并发完全窃血

参考文献：

1.TSOCHATZIS EA, BOSCH J, BURROUGHS AK. Liver cirrhosis. Lancet, 2014, 383(9930): 1749-1761.

2.Chinese Society of Hepatology, Chinese Medical Association. Chinese guidelines on the management of liver cirrhosis. J Clin Hepatol, 2019, 35(11): 2408-2425.（in Chinese）

3. 马少增,符小春,彭旭. 子宫内膜癌患者超声血流参数与肿瘤病理分期及预后的相关性. 实用癌症杂志,2022,02:334-337.

备注：书中肝硬化、肝内胆管癌、肝门部胆管癌、精索静脉曲张、急性阑尾炎、动静脉内瘘章节图片来源于网络

TABLE DES MATIÈRES

Structures éditoriales du groupe L'Harmattan

L'Harmattan Italie
Via degli Artisti, 15
10124 Torino
harmattan.italia@gmail.com

L'Harmattan Hongrie
Kossuth l. u. 14-16.
1053 Budapest
harmattan@harmattan.hu

L'Harmattan Sénégal
10 VDN en face Mermoz
BP 45034 Dakar-Fann
senharmattan@gmail.com

L'Harmattan Cameroun
TSINGA/FECAFOOT
BP 11486 Yaoundé
inkoukam@gmail.com

L'Harmattan Burkina Faso
Achille Somé – tengnule@hotmail.fr

L'Harmattan Guinée
Almamya, rue KA 028 OKB Agency
BP 3470 Conakry
harmattanguinee@yahoo.fr

L'Harmattan RDC
185, avenue Nyangwe
Commune de Lingwala – Kinshasa
matangilamusadila@yahoo.fr

L'Harmattan Congo
67, boulevard Denis-Sassou-N'Guesso
BP 2874 Brazzaville
harmattan.congo@yahoo.fr

L'Harmattan Mali
Sirakoro-Meguetana V31
Bamako
syllaka@yahoo.fr

L'Harmattan Togo
Djidjole – Lomé
Maison Amela
face EPP BATOME
ddamela@aol.com

L'Harmattan Côte d'Ivoire
Résidence Karl – Cité des Arts
Abidjan-Cocody
03 BP 1588 Abidjan
espace_harmattan.ci@hotmail.fr

L'Harmattan Algérie
22, rue Moulay-Mohamed
31000 Oran
info2@harmattan-algerie.com

L'Harmattan Maroc
5, rue Ferrane-Kouicha, Talaâ-Elkbira
Chrableyine, Fès-Médine
30000 Fès
harmattan.maroc@gmail.com

Nos librairies en France

Librairie internationale
16, rue des Écoles – 75005 Paris
librairie.internationale@harmattan.fr
01 40 46 79 11
www.librairieharmattan.com

Librairie l'Espace Harmattan
21 bis, rue des Écoles – 75005 paris
librairie.espace@harmattan.fr
01 43 29 49 42

Lib. sciences humaines & histoire
21, rue des Écoles – 75005 paris
librairie.sh@harmattan.fr
01 46 34 13 71
www.librairieharmattansh.com

Lib. Méditerranée & Moyen-Orient
7, rue des Carmes – 75005 Paris
librairie.mediterranee@harmattan.fr
01 43 29 71 15

Librairie Le Lucernaire
53, rue Notre-Dame-des-Champs – 75006 Paris
librairie@lucernaire.fr
01 42 22 67 13

www.ingramcontent.com/pod-product-compliance
Lightning Source LLC
LaVergne TN
LVHW021223061026
849535LV00008B/2880
* 9 7 8 2 3 3 6 5 0 1 3 4 5 *